高血压·真相：

医生也在读

胡维勤◎主编

SPM 南方出版传媒

广东科技出版社 | 全国优秀出版社

·广东·

图书在版编目（CIP）数据

高血压·真相：医生也在读 / 胡维勤主编. — 广州：
广东科技出版社，2018.3
　ISBN 978-7-5359-6817-3

　Ⅰ．①高…　Ⅱ．①胡…　Ⅲ．①高血压－防治　Ⅳ.①R544.1

中国版本图书馆CIP数据核字（2017）第287074号

高血压·真相：医生也在读
GAOXUEYA·ZHENXIANG:YISHENG YE ZAI DU

责任编辑：曾冲
封面设计：深圳市金版文化发展股份有限公司
责任校对：黄慧怡　蒋鸣亚
责任印制：吴华莲
出版发行：广东科技出版社
　　　　　（广州市环市东路水荫路11号　邮政编码：510075）
http://www.gdstp.com.cn
E-mail: gdkjyxb@gdstp.com.cn（营销中心）
E-mail: gdkjzbb@gdstp.com.cn（编务室）
经　　销：广东新华发行集团股份有限公司
排　　版：深圳市金版文化发展股份有限公司
印　　刷：深圳市雅佳图印刷有限公司
　　　　　（深圳市龙岗区坂田大发路29号1栋　邮政编码：518000）
规　　格：720mm×1 020mm　1/16　印张12　字数220千
版　　次：2018年3月第1版
　　　　　2018年3月第1次印刷
定　　价：38.80元

高血压，何时不再雾里看花

高血压是世界范围内发病率最高的心血管疾病，我国已成为高血压患病大国，目前，我国的高血压患者已经超过2亿，而且发病率还呈逐年上升的趋势，严重危害着人们的健康和生命。高血压是影响人类健康的"无声杀手"，如果听之任之，它就会在你浑然不觉中向各个靶器官"要塞"进军。它常常会诱发心脑血管疾病，引起相关并发症，还会引发心、脑、肾等多个器官的病变。

当被确诊为高血压时，很多人都会问："我为什么会得高血压？"高血压是一种多基因、多因素的疾病，会受到遗传、年龄、性别的影响，同时它还是一种"生活习惯病"，饮食过咸、吸烟喝酒、肥胖熬夜、生存压力、缺乏运动等都是诱发高血压病的因素。所以在高血压病的治疗过程中强调的是综合治疗，除了服用降压药之外，通过采取科学健康的生活方式，比如合理膳食、控制体重、戒烟限酒、运动调养、心理治疗等，可以帮助控制和平稳血压。

高血压是一种终身疾病，它不像头疼、发烧，吃几天药或是休息一段时间，通过身体的自我调节，就能彻底治愈。高血压作为一种慢性病，一旦确诊，大多会伴随我们一生，所以高血压患者要做好打持久战的准备。很多患者在通过药物降压后，发现自己的血压恢复到正常水平，于是就自行停药。出现这种情况是因为人们对高血压的认识还不够全面，降低血压并不是治疗高血压的唯一目的，实际上，治疗高血压主要是为了最大限度地降低心脑血管并发症的发生。

高血压的危害如此之大，但其知晓率却非常低。我痛心地发现，很多高血压患者都是在发生冠心病、心肌梗死、脑卒中、肾功能衰竭等重大疾病的时候，才开始进行治疗。因为高血压患者患病初期很少出现症状，而我国的常规体检还不够普及，人们的自我保健意识也不够强，所以他们并不知道自己已经得了高血压。事实上，如果了解高血压的基本常识，认识高血压的发病特点，及早地进行治疗，是可以防控高血压的。

我遇到过一些患者，在得知自己患上高血压之后，仍然不能好好吃药，总是抱有侥幸心理，三天打鱼两天晒网，其治疗效果也就可想而知了。还有一些患者，虽然能够按照医嘱服药，但是由于没有改善生活习惯，血压依然得不到很好的控制。这些都告诉我们，很多医生认为是常识性的东西，患者未必了解，提高患者的自我保健意识，势在必行。

遗憾的是，由于我国的医疗资源有限，医院往往人满为患。大多数患者在排队数小时之后，得到的只是几分钟的诊疗时间，医嘱更是寥寥数语。医生只会给出诊疗意见和用药指导，并不是所有的高血压患者都可以得到详细的病情分析和完备的健康指导。我写这本书，就是想通过文字，将医生没来得及告诉您的话传达给您，让您了解高血压的相关常识，掌握战胜高血压的主动权，减少高血压并发症的发生，摆脱高血压给生活带来的种种困扰。

目录

PART1
认清高血压的真面目

01　认识血压与高血压　　　　　　　　　　　　　002
02　什么是收缩压和舒张压　　　　　　　　　　　004
03　各年龄段正常血压参考值　　　　　　　　　　005
04　血压是恒定不变的吗　　　　　　　　　　　　007
05　高血压能否彻底治愈　　　　　　　　　　　　009
06　高血压的分级、分期　　　　　　　　　　　　011
07　很多人不知道自己患上了高血压　　　　　　　014

PART2
你被高血压"盯上"了吗

01　高血压会受家庭遗传的影响　　　　　　　　　018
02　心理压力是高血压的"帮凶"　　　　　　　　020
03　"啤酒肚"更容易患上高血压　　　　　　　　021
04　"重口味"易得高血压　　　　　　　　　　　023
05　吸烟喝酒让血压居高不下　　　　　　　　　　025
06　失眠助长高血压　　　　　　　　　　　　　　027
07　运动不足，小心高血压找上门　　　　　　　　029

PART 3
轻松应对特殊型高血压

01	易被忽视的儿童高血压	032
02	得了妊娠高血压，千万别大意	035
03	越来越年轻化的上班族高血压	037
04	并发症多的老年人高血压	039
05	容易混淆的运动性高血压	041
06	危害巨大的清晨高血压	043

PART 4
监测你的血压

01	门诊测压和家庭测压	046
02	家庭测压需注意这些事项	048
03	测压计的选择和检测	051
04	24 小时动态血压检测	053

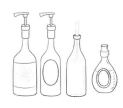

PART 5
高血压就诊指南

01　挂号与首诊科室的选择　　　　　　　056

02　基本问诊与检查　　　　　　　　　　058

03　检查是否为继发性高血压　　　　　　061

04　高血压对靶器官的损害　　　　　　　064

05　血压稳定也要复查吗　　　　　　　　066

PART 6
明明白白用药

01　认识你手上的降压药　　　　　　　　068

02　优化配置，联合用药　　　　　　　　071

03　一定要知道这些急救药　　　　　　　074

04　服用降压药要遵循这些原则　　　　　077

05　降压药是不是越贵越好　　　　　　　079

06　换药需要注意哪些问题　　　　　　　081

07　这些错误，你犯过吗　　　　　　　　083

08　一定要终生吃药吗　　　　　　　　　087

09　吃降压药会导致肾衰竭吗　　　　　　089

PART 7
这样吃，才能降血压

01　高血压患者的饮食基本原则　　　　　094

02　揪出那些"隐形盐"　　　　　097

03　限制热量，知道自己应该吃多少　　　100

04　各类营养素的降压作用　　　　　102

05　合理搭配每天的饮食　　　　　105

06　外出就餐怎么办　　　　　109

PART 8
适量运动，健体又降压

01　运动为什么可以降低血压　　　　　112

02　怎么把控运动强度　　　　　113

03　如何制定你的专属运动方案　　　　　116

04　把握你的运动时间　　　　　118

05　高血压患者运动时应注意哪些细节　　　120

06　高血压患者适合多走路吗　　　　　123

07　高血压患者可以跑步吗　　　　　126

08　还有哪些适合高血压患者的运动项目　　128

PART 9
日常保健，对抗"高压"

01   高血压患者如何轻松度夏   132

02   高血压患者怎样安稳过冬   134

03   控制好清晨血压   136

04   外出旅游需注意   138

05   高血压患者如何安排工作   140

06   高血压患者洗澡时应注意什么   143

07   高血压患者上厕所时需注意   145

08   高血压患者为什么需要定期测血糖   147

09   血压突然升高时怎么急救   149

PART 10
对抗高血压，还需一剂"心药"

01   心理状态对血压的影响   152

02   高血压患者需要做心理治疗吗   154

03   常见的心理疗法有哪些   156

04   不控情绪，难控血压   158

05   高血压患者稳定情绪的良方   160

06   音乐能够调整高血压患者的心理状态吗   163

PART 11
高血压并发症知多少

01　高血压会引起哪些并发症　　　　　166

02　高血压并发症的危害　　　　　　　169

03　怎么预防高血压并发症　　　　　　172

04　高血压并发症的急救措施　　　　　174

05　高血压并发症用药须知　　　　　　177

06　高血压并发症患者怎么合理安排饮食　179

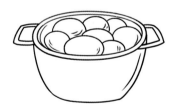

PART 1

///////////////

认清高血压
的真面目

///

　　"知己知彼，百战不殆"，面对高血压这种"无声的杀手"时，认清其真面目就是开启高血压防治大门的钥匙，拥有这把钥匙，我们才能更好地配合医生，获得更为满意的治疗效果，打开健康的希望之门。

///

01 ||||| 认识血压与高血压

近年来，高血压患者越来越多，患者年龄也越来越年轻化，高血压正在引发全球性的健康危机。我们大多数人对高血压并不陌生，但是对血压、高血压是如何定义的却并不熟悉。为了预防和及早发现高血压，我们有必要了解一下高血压的相关常识。

血压是怎样形成的

血压作为最重要的生命体征之一，在很多人的眼中是非常神秘的。其实，理解血压并没有那么难。举个非常简单的例子，自来水管里的水如果没有外界压力，只能静静躺着水管里一动不动。如果想让它流动起来，就必须对它施加压力，比如借助水泵的力量迫使它流动起来，我们称这种压力为水压。心脏、血管以及淋巴系统在人体中承担着循环的作用，三者相互连接，形成了人体的"管道系统"。我们的身体里布满了大大小小的血管，这些血管就像是一根根自来水管，血液就是自来水管里的水。想要里面的血液流通起来，就必须对血液施加压力，这个压力就是我们常说的血压。我们的心脏就是"水泵"，是产生血压的根源。

心脏就像是一个日夜不停歇的马达，强有力地搏动着，在一张一缩间产生将血液送往全身的压力，让血液在血管中循环起来。血液循环一方面可以把养分输送到人体的各个组织，另一方面会带走我们体内的代谢废物。因为血管有动脉、静脉和毛细血管之分，所以血压也分为动脉血压、静脉血压以及毛细血管血压。动脉血管中的血液含有大量的氧和营养素，血液循环可以将这些养分输送至人体的各个器官；静脉血管中的血液富含二氧化碳，会通过毛细血管流到肺部，肺部将注入的血液净化后再流回心脏；毛细血管的直径非常小，但是却几乎遍布全身各处，彼此吻合成网，沟通着动脉和静脉。动脉、毛细血管和静脉都与血压有着密切的关系，它们都有血压存在，其中，动脉血压是最重要的。我们通常所说的血压就是指动脉血压。

在医学上，血压、脉搏、体温、每分钟呼吸次数被认为是评价动物生命活动的四项重要生理指标。正常的血压是血液循环流动的前提，是所有组织器官生命活动的基础，所以血压应该在一个正常的范围内波动。血压如果过低，就不能正常为各项生理活动提供营养；血压如果过高，会对身体的健康带来非常严重的影响，甚至会引起一系列疾病；血压消失，则是死亡的前兆。

什么叫高血压

我们上面讲到过，每个人的都必须依靠血压来带动血液的有效循环，从而将营养输送至全身的各个部位，但是血压过高会对动脉血管壁造成损害。如果这种损害长期存在，就会增加心脑血管病、脑卒中、视网膜出血、肾功能衰竭等疾病发生的危险性。

高血压与心脏病、糖尿病等疾病不同，它只是血压升高的一种症状，不能算是一种独立的疾病，而是上述严重疾病的一大病因。对人体器官造成严重损害之前，高血压大多不会引起不适的感觉。有时血压升高，但是人却并不会出现头痛、呼吸困难、心跳过速、头晕等症状。

在我国高血压的诊断标准为：成年人在未使用降压药物的状态下，舒张压≥90毫米汞柱或者收缩压≥140毫米汞柱。人的血压时刻在变化，同一个人在同一天的血压也会有高低之差，所以必须多次测量非同一天的血压，且至少连续两次测得的舒张压≥90毫米汞柱或者收缩压≥140毫米汞柱，才能诊断为高血压。这是为了避免将某些生理性的血压波动误判为高血压。

市面上测量血压的工具种类繁多，有机械式血压表、电子血压计、动态血压检测仪等，但是目前我们仍然将水银柱式血压计作为最可靠、最规范的测量工具。由于影响血压的因素有很多，所以人体的血压总是在不断地波动，有时波动的幅度可能会比较大，因此在诊断高血压的时候应该注意要在非同一天反复测量。高血压患者自测血压或者24小时动态血压监测可以作为门诊偶测血压的补充参考，但不能取而代之，门诊偶测血压仍被视为诊断高血压的最基本指标。

另外，如果一个人有明确的高血压病史，现在正在服用降压药进行治疗，即使血压测量数值正常，也应该诊断为高血压。

02 ||| 什么是收缩压和舒张压

在医院测量血压的时候，医生常常会给出两个数字："你的高压110毫米汞柱，低压70毫米汞柱。"这一节我们就来了解一下这里的"高压"和"低压"到底是什么。

　　测量血压的时候，医生经常会告诉你最高血压和最低血压分别是多少，这里的高压和低压其实就是血压的收缩压和舒张压。

　　收缩和舒张指的都是心脏的活动，不管心脏是收缩还是舒张，都会对血管壁产生一定的压力。心脏由左心房、左心室、右心房、右心室4个心腔组成，左右心房之间和左右心室之间均由间隔隔开，故互不相通。心房与心室之间有瓣膜，这些瓣膜使血液只能由心房流入心室，而不能倒流。血液之所以可以在血管中循环流动，为全身的各个器官输送养分，全都要归功于心脏日夜不停的搏动。心脏对血液的输送并不是恒定的，而是一个动态的过程。心脏就好像是一个泵站，是人体各个器官所需血液的动力中心，当心脏收缩的时候就会对动脉血管产生压力并促进血液的流动。所以我们身体的供血状况取决于心脏动力的强弱。

　　心肌收缩时，心脏里的血液最少，血管里的血液最多，左心室将血液注入大动脉中，继而送往全身。此时心脏处于收缩期，注入的血液使血管充盈扩张，对血管壁产生的压力最大，血压最高，我们称之为收缩压。紧接着心脏舒张，此时心脏里的血液最多，血管里的血液最少。注入大动脉的血液返回到右心房，动脉血管的压力也降低，血液对血管壁的压力最小，血压最低，称之为舒张压。现在，大家应该已经了解，我们平时量血压时得到的两个数字，分别代表了我们的血管壁受到的最小压力和最大压力。

03 ||| 各年龄段正常血压参考值

高血压是一种具有高发病率、高致残率、高死亡率的慢性疾病。它被称为"无形的杀手"，困扰着现代人的生活，给我们制造了一系列的麻烦，成了危害我们生命的疾病之一。我们的血压会受到多种因素的影响，所以不同的人也不能完全用同一标准来衡量。我们应该了解自己的血压，培养自己的防范意识。

　　同一个人在不同的时间段、受不同因素的影响，其血压测量值会有所不同。那么，不同的人受到身高、年龄、精神状态、生活节奏、饮食习惯、居住地环境等因素的影响，其血压水平的高低也不能完全用一个标准来衡量。我们在前面讲到过成年人（18岁及以上人群）诊断高血压的建议标准，这一节我们来看一看在我国，不同年龄段、不同性别的人群正常血压的参考标准。

中国人平均正常血压参考值				
年龄／岁	舒张压（女）／毫米汞柱	收缩压（女）／毫米汞柱	舒张压（男）／毫米汞柱	收缩压（男）／毫米汞柱
16 ~ 20	70	110	73	115
21 ~ 25	71	110	73	115
26 ~ 30	73	112	75	115
31 ~ 35	74	114	76	117

续前表

中国人平均正常血压参考值				
年龄 / 岁	舒张压（女）/ 毫米汞柱	收缩压（女）/ 毫米汞柱	舒张压（男）/ 毫米汞柱	收缩压（男）/ 毫米汞柱
36 ~ 40	77	116	80	120
41 ~ 45	78	122	81	124
46 ~ 50	79	128	82	128
51 ~ 55	80	134	84	134
56 ~ 60	82	139	84	137
61 ~ 65	83	145	86	148

　　65岁以上的老人可以参考61～65岁这一栏的标准，数值比此栏略微高一些也属正常范围。16岁以下的儿童需要区别对待：一般来说，0～3岁的婴幼儿，应将血压控制在低于100/60毫米汞柱的水平；3～6岁的学龄前儿童，应将血压控制在低于110/70毫米汞柱的水平；6～12岁学龄期儿童的血压不应该高于110/80毫米汞柱。

04 ||| 血压是恒定不变的吗

> 　　血容量、每搏输出量、心率、大动脉弹性、外周血管阻力等诸多因素相互关联调节着我们的血压，但是即使是同一个人在不同的时间段，血压水平也会有高低之差，所以我们还需了解有哪些因素会影响人体的血压。

　　很多人在进行血压测量的时候发现，血压的测量结果会随着情况的变化而产生波动，有时两次血压测量结果之间的差距还非常大。人的体温会一直处于周期性变化中，血压也一样，并不是一成不变的。血压的变化主要受到季节变化、昼夜变化等因素的影响。

季节变化对血压的影响

　　人类和大多数生物的生命现象一样，很多生理现象都会随着季节和时间的变化而发生变化。所以无论是正常血压还是高血压，都会随着季节的变化而产生波动。冬季的血压往往会比夏季要高，这主要是受到气温的影响：冬天温度低，人体肾上腺素水平就会升高，体表血管收缩以减少热量的散发。肾上腺素会加快心率，增加心输出量，再加上体表血管收缩，血管阻力增加，就会导致血压升高；夏天温度升高，天气较为炎热，体表血管为了散热而舒张开来，血管阻力下降，血流增加，血压就会有轻度降低。另外，因为夏天出汗比较多，血容量会相对下降，所以血压也会有所下降。

昼夜变化对血压的影响

　　即便排除了生活方式和服药的干扰，同一个人的血压在一天之中也会有高低之差，受到人体生物钟的影响，血压呈现出"两峰一谷"的昼夜规律。大多数人早晨睡醒时血压开始上升，起床活动后血压进一步升高。6:00—10:00时大多数人的血压都达到第一峰值，16:00—18:00出现第二峰值，整个白天血压基本处于相对较高的水平。从18:00开始，血压逐步下降，夜间睡眠时血液处于缓慢流动状态，全身组织、器官功能活动减弱，血压降至最低点。一天之中血压最高峰和最低谷的差值可达5.33千帕（kPa），也就是40毫米汞柱，睡醒时血压可上升20毫米汞柱左右，起床走动后血压会进一步上升，此时最容易诱发冠心病猝死。

血压在昼夜24小时内产生波动，主要与人体血浆去甲肾上腺素水平的变动及压力感受器的敏感性有关。血浆中的去甲肾上腺素水平的波动与血压波动是平行的，但压力感受器敏感性高，神经抑制有效时其血压波动就小。老年人的压力感受器敏感性比较低，所以其血压波动就会比较大。生理情况下的血压波动是机体的自我调节与适应过程，反映正常人体的应激反应性。血压昼夜节律的形成对适应机体活动、保护心血管活动和功能是非常有益的。只要这种波动不会过高或者过低，就大可不必担忧。

其他因素对血压的影响

除了上述的两种情况外，人体血压还会受到情绪、运动、吸烟、饮酒、饮咖啡等多种因素的影响。正常体检时，如果血压测量值偏高，医生会建议放松十几分钟后重新测量，这就是为了消除紧张情绪对血压的影响。此外，血压值还会随着年龄的增长而增加，有统计资料显示，40岁以下的高血压患者仅占总患病人数的10%左右，40岁以上的高血压患者占总患病人数的90%。由此可见，40岁以后高血压的发病率会明显增加，年纪大的人更容易因为血管老化而罹患高血压。

任何一个人的血压在一定刺激下都会升高，但是健康人的血压在刺激因素接触之后，血压会很快恢复到正常水平。一般情况下，正常人每天血压波动范围在20～30毫米汞柱。认识到血压的波动性，对高血压的诊断和治疗具有重要意义。判断一个人血压是否正常，并不能以他的血压一直处于正常水平为前提，而是要看他的血压波动是否在正常范围内，血压升高有没有成为一种常态，有没有对脏器产生损害。另外，由于血压的这种变异性，我们不能仅凭一次测量就来确定自己的血压水平，最好在舒适安静的环境下进行多次测量。

05 ||| 高血压能否彻底治愈

虽然大多数人都知道高血压是一种终身疾病，一旦得上，就会伴随我们一辈子，但是还会有很多患者在得知自己患上高血压的时候会问："现代医学越来越发达，高血压真的不能治愈吗？"要解答这个问题，我们就要从高血压的病因说起。

　　按照高血压的发病原因分类，我们可以把高血压分为原发性高血压和继发性高血压。

"不明真相"的原发性高血压

　　目前，原发性高血压发病原因尚未完全明确，约占高血压病人总数的90%。明确诊断原发性高血压，需首先排除继发性高血压。大多数原发性高血压患者都是中老年人，原发性高血压病程比较缓慢，初期症状较少，所以50%左右的患者都是在体检或者因其他疾病就医的时候偶然发现的。也有很多患者在知道患有高血压之后才产生了头晕、头痛、失眠、耳鸣、肢体麻木等症状的。治疗原发性高血压的主要目标是在降低血压的同时防止并发症的发生。

继发性高血压那些事儿

　　继发性高血压又被称为症状性高血压，是由其他疾病引起的高血压，血压增高只是它的一个比较突出的症状。常见病因为肾脏疾病、内分泌性和睡眠呼吸暂停综合征等，由于精神心理问题而引发的高血压也时常可以见到。

　　肾脏疾病主要包括肾实质性高血压以及肾动脉狭窄引起的血管性高血压。其中肾实质性高血压是最常见的继发性高血压，也是青少年罹患高血压急症的主要原因之一。内分泌性疾病引起的继发性高血压是指由于激素分泌紊乱导致血压升高。常见的该类疾病有原发性醛固酮增多症（原醛症）、嗜铬细胞瘤、库欣综合征、肢端肥大症。另外，主动脉缩窄、阻塞性睡眠呼吸暂停低通气综合征、真性红细胞增多症、单基因遗传性疾病都有引发高血压的可能性。药物本身或者药物与其他药物之间相互作用，也可以导致血压上升，比如激素类药物或者避孕药。

继发性高血压需要针对病因进行治疗，有些引发继发性高血压的原发病治愈后，血压也随之恢复到正常水平了。

所以"高血压能不能治愈"关键是看你得的是什么类型的高血压。如果是原发性高血压，那么目前的医疗发展水平还没有达到完全治愈的地步，只能控制血压的升高，以此达到标准血压，减少高血压并发症的危害。如果是继发性高血压，只要能够找到原发疾病并且进行积极的治疗，移除其影响，高血压也是可以根治的。

06 ||| 高血压的分级、分期

> 高血压严重危害了人类的身体健康，长期控制不良的血压会对心脏、大脑、肾脏等靶器官产生严重的损害，所以对高血压进行合理的分级和分期，对于准确把握患者病情、制定个性化治疗方案以及有效防治高血压具有非常重要的意义。

高血压的分级

目前，我国采用世界卫生组织和国际高血压学会（WHO/ISH）制定和修改的血压分类方法，也以非药物状态下患者收缩压和舒张压的水平为依据，将血压分为理想血压、正常血压、正常血压高值、1级高血压、2级高血压、3级高血压以及单纯收缩期高血压。

无论是收缩压还是舒张压，只要其中一项符合高血压标准，即可诊断为高血压。如果收缩压和舒张压不在同一个等级，则以两者中较高的级别来定级。比如一位患者高压收缩压为135毫米汞柱，舒张压为112毫米汞柱，那么这位患者的血压等级就应该是3级高血压。高血压的分级是为医生的诊断和后续治疗提供参考依据的。不能认为自己是1级高血压病情较轻，就可以放松治疗。轻度高血压的危害在于患病人数多，因其病症不够明显，不能引起患者的重视，不及时治疗导致其他器官的损害。

中国高血压分级标准

类别	收缩压 / 毫米汞柱	舒张压 / 毫米汞柱
正常血压	< 120	< 80
正常高值	120 ~ 139	80 ~ 89
高血压	≥ 140	≥ 90
1 级高血压（轻度）	140 ~ 159	90 ~ 99
2 级高血压（中度）	160 ~ 179	100 ~ 109
3 级高血压（重度）	≥ 180	≥ 110
单纯收缩期高血压	≥ 140	< 90

　　正常高值是指血压值在正常血压和确诊高血压之间，即舒张压介于80~89毫米汞柱，收缩压介于120~139毫米汞柱，它是高血压的警戒线。正常高值的特点是血压略微偏高，心、脑、肾等身体各个重要器官并没有器质性损害，易发展成为高血压。临床调查发现，有70%左右的临界高血压者会发展成为高血压。其并发脑出血、冠心病等并发症的概率明显高于正常人，和高血压患者相近。因为它早期并没有器质性损害，所以经常被忽视。处于正常高值的人大部分都曾经有血压升高引起的相关症状，如头晕、头痛、脖子发硬等。也有些患者没有明显的症状，但这并不代表着没有危害，无论有无症状，都应该重视正常高值，以便及早治疗。

　　众所周知，高血压与心脑血管病有着紧密的联系，所以在诊断出高血压后，我们还需要了解高血压患者的血压水平分级与发生心血管疾病的危险分层的关系。以下为高血压患者总体心血管危险性的评估标准。

高血压患者心血管危险分层标准

其他危险因素	血压水平		
	1 级	2 级	3 级
无其他危险因素	低	中	高
1~2 个危险因素	中	中	极高危
≥ 3 个危险因素或靶器官损害	高	高	极高危
有并发症	极高危	极高危	极高危

高血压的分期

　　根据患者心、脑、肾等器官的受损程度，可以将高血压分为三期。只有针对不同时期高血压的特点采取不同的治疗方案，才能取得较为理想的治疗效果。

　　第一期高血压的特点是：血压升高，舒张压通常在90～99毫米汞柱，收缩压一般在140～159毫米汞柱。心、脑、肾等器官并无损害，无蛋白尿、血尿及管型尿，心电图、X线、眼底检查均无异常。轻微的自觉症状有头晕、头痛、失眠、耳鸣、易疲劳、心烦气躁等。

　　第二期高血压的特点是：舒张压上升至100～109毫米汞柱，收缩压上升至160～179毫米汞柱，并伴有下列症状之一——左心室肥厚或劳损，视网膜动脉出现狭窄，蛋白尿或血肌酐水平升高。

　　第三期高血压的特点是：舒张压长期高于110毫米汞柱，并伴有下列症状之一——高血压脑病或脑溢血、脑梗死，心力衰竭（心功能不全）；肾功能衰竭（尿毒症），眼底出血或渗出、合并或不合并视乳头水肿。

　　患有一期高血压者，如果症状不明显，可以先采用非药物治疗的手段来平稳血压，如果四周内将舒张压降至正常水平，那么可以继续坚持非药物疗法。已经进入二期或三期的患者，必须在非药物治疗的基础上，同时进行药物治疗。

　　了解高血压的分期可以帮助我们根据不同时期的特征进行针对性的治疗，以便取得更为理想的治疗效果。

07 ||||| 很多人不知道自己患上了高血压

血压升高时到底是什么感觉？不同的高血压患者会告诉你不同的答案。正是因为高血压初期并没有什么特异性症状，所以高血压的知晓率特别低，这给后续的治疗带来了很大的困扰。了解高血压的初期症状，才能在血压升高、病情恶化前及时治疗。

高血压这个狡猾的杀手，很注意隐蔽自己，如果只是轻度的高血压，一般是没有什么症状的，也不会对我们的日常生活和工作带来大的影响，所以很多轻度高血压患者，根本不知道自己的血压已经升高了。不少患者在得了高血压之后并没有什么明显的症状，只是随着病情的发展才逐渐开始感觉到身体不舒服。还有些患者自始至终都没有出现明显的症状，是进行体检或者诊治别的病症时才发现了高血压。血压升高时到底是什么感觉，不同的患者会有不同的描述，所以仅凭症状是很难判断出自己是否得了高血压的。但是，在杂乱无章中还是有章可循，下面我们就一起来看看高血压最常见的症状都有哪些。

头晕

头晕是高血压最常见的症状，同时因为基底动脉供血不足还可能伴随着颈部肌肉紧张、耳鸣等症状。有些是一时性的，常常在突然蹲下或起立时出现，有些是持续性的，看东西会有一闪一闪的感觉。虽然不是严重病痛，但是长时间头晕目眩，会严重影响日常生活和工作，导致精神不能集中，妨碍工作进度，情绪也会变得消极低落。

头痛

头痛的部位常出现在后脑勺或太阳穴，多为持续性灼痛、麻木，或搏动性的胀痛，甚至有头痛欲裂的感觉。常在清晨睡醒时发生，下地活动及吃早饭后，头痛会逐渐减轻，但是进行剧烈运动或者加班工作后，身体精神感到疲惫，头痛症状会加重。

四肢麻木

高血压患者会有手指、脚趾麻木的症状，感觉有如蚂蚁在皮肤上爬行一样。有的患者会感觉手指不灵活，以及颈部、背部的肌肉紧张、酸痛。通常，经过适当的治疗，这些症状能获得改善，但如果麻痹、疼痛严重，持续时间过长，且常固定出现在某个部位，同时常有四肢无力、抽搐痉挛等症状，那么就应该及时治疗，以预防脑卒中的发生。

烦躁、心悸、失眠

多数高血压患者性情较为急躁，遇事敏感，情绪起伏不定。高血压病导致的心脏肥大、心室扩张等都会使心脏功能不正常，出现心悸的症状。失眠的现象也很严重，常出现入睡困难或早醒、做噩梦、睡眠不实、易惊醒，这是血压升高导致大脑皮层功能紊乱、神经功能失调造成的。

注意力不集中，记忆力衰退

在高血压初期此症状并不明显，但是随着病情的发展会逐渐加重。中度或者重度高血压患者注意力容易分散，很难记住近期发生的事情，却对陈年旧事记忆犹新。血压越高，这种情况就变得越明显。

耳鸣

常常感觉耳中有蝉鸣声，或者脑中"嗡嗡"作响。如果耳鸣十分严重，而且持续时间较长，应及时就医，查清病因。

肾功能异常

血压增高，一方面会损害肾小管功能，使尿的浓缩功能减弱；另一方面会导致肾小动脉硬化。肾功能减退时，可引起夜尿次数多，多尿，尿中含蛋白、管型及红细胞。正常情况下，白天的尿量是夜间的3倍，起夜一到两次属于正常范围，3次以上就应该引起注意了。

出血

高血压会导致鼻出血、眼底出血、脑出血、结膜出血等症状。据调查，80%的鼻出血患者患有高血压。如果突然出现大量鼻出血，就必须引起重视。

当你的身体莫名其妙地出现上述症状的时候，最好及时测量血压，确认自己是不是得了高血压。很多患者会认为高血压不是具体的疾病，既然没有什么症状，那就放任不管好了。这种想法是非常危险的，高血压是种慢性病，如果放任不管，必然会对我们的心脏、血管、大脑、肾脏、视网膜造成伤害。假如我们不知道自己的血压偏高，不采取相应的预防措施，那么久而久之就极有可能从轻度高血压发展成为中度甚至是重度高血压。 所以，我们一定要重视身体给我们的预警信号，及时去医院就诊，以便早发现早治疗。

PART 2

你被高血压
"盯上" 了吗

虽然迄今为止还没有哪一位医学专家能够准确地告诉你高血压发病的原因，但是我们发现很多因素都与高血压有着密切的联系，这些危险因素可以分为不可改变的和可以改变的两种类型。了解高血压的危险因素，对预防和治疗高血压都有着不同寻常的意义。

01 |||| 高血压会受家庭遗传的影响

> 在医院诊断高血压时，医生常常会询问你："你的父母有没有高血压？"这是因为高血压具有明显的遗传特征。那么是不是有高血压家族史的人就一定会得高血压呢？这一节的内容会为你揭晓答案。

高血压具有遗传性

早在18世纪的时候，就有人观察到脑出血具有家族遗传性，并提出高血压也和遗传基因有一定的关系。之后的两个多世纪里，科学家们证实了高血压的确具有遗传性。

国外的研究数据显示，父母其中一人曾患有高血压，子女会有30%的概率也患有高血压。如果父母双方都有高血压，那么子女的患病的概率则会高达45%。父母双方均无高血压的家庭，子女高血压的发病率仅在3%左右。临床上约60%的高血压患者是可以询问到有高血压家族史的。同一个家庭中出现多个高血压患者，不仅仅是因为他们有相同的生活方式，更重要的是遗传基因的作用。父母双方均为高血压患者的情况下，同样的生活环境中，亲生子女的高血压发病率要远远高于领养的孩子。所以在医院诊断高血压时，应该向医生说明自己是否有高血压家族史。

父母有高血压就一定会得高血压吗

父母或者直系亲属有高血压的人，知道遗传因素对高血压的影响后，往往会特别担心，甚至会怨天尤人抱怨命运不公平，认为自己一定也会得高血压。其实，高血压具有遗传性，但并非一定会遗传。各种临床调查资料均显示，高血压的遗传方式是多基因遗传，在这些遗传基因的作用下，部分人群的血管对于血管收缩物质天生敏感，肾脏对于钠盐的重吸收调控能力天生比较弱，这些都会导致高血压发病率增高。

遗传因素只占了一部分，而高血压的形成需要两大因素的作用，即基因和环境。高血压与遗传有一定的关系，同时也是一种与生活方式相关的疾病。所以，如果你的父母或者上辈的直系亲属中有高血压患者，那么你患高血压的概率就会大一些。但并不是说你一定会罹患高血压，血压的升高是遗传因素和外界因素共同作用的结果。即使父母均为高血压患者，从现在开始养成规律、健康的生活习惯，安排合理的日常饮食，控制体重，降低食盐的摄入量，尽量避免一些容易引起高血压的诱因，就可以防止高血压的发生。

02 ||| 心理压力是高血压的"帮凶"

世界卫生组织调查报告显示，和无忧无虑的人相比，焦虑和沮丧的人群患高血压的概率会增加。

心理压力让高血压有机可乘

情绪是健康的开关，会直接影响人的血压水平。当人产生恐惧心理的时候，心脏输出的血量就会增加，人的舒张压会随之升高；当人痛苦或者愤怒的时候，动脉外周的阻力会增加，这时我们的收缩压就会有明显的升高。经历过战争、自然灾害的人得高血压的概率会比正常人要高。有研究表明，第二次世界大战期间，遭遇敌军围城的很多人，几乎一夜之间，都患上了高血压；1995年1月17日发生了阪神大地震，有学者发现在这场灾难后，因为血压升高和心肌梗死而致死的人数，持续增加了数月之久。

心理压力对血压的影响

人在受到悲伤、恐惧、紧张等不良环境的影响时，血管平滑肌会持续处在收缩状态，可能会导致血管平滑肌代偿性的增生。血管壁的平肌层增厚，则对收缩因素更加敏感。此外，情绪变化时大脑皮质和丘脑下部会产生肾上腺素，肾上腺素长期分泌增加会使外周血管的阻力升高，进而推动血压的升高。

工作和生活压力大的时候，下丘脑会变得兴奋，它通过脑垂体后叶下达命令，分泌加利抗利尿激素和促肾上腺皮质激素，这些激素会导致血管收缩，血压升高。肾上腺素还会导致醛固酮的分泌增多，醛固酮会进一步促进血压的升高。如今生活节奏过快，生活压力过大，很多人都会长期处于精神紧张的状态之下，这在无形中就增加了高血压的发病概率。

03 ||| "啤酒肚"更容易患上高血压

达拉斯心脏研究所曾进行了一项实验，通过追踪903例肥胖患者在7年内发展成为高血压患者平均水平时间来评估二者之间的关系。研究结果显示，脂肪堆积在腹部区域的人士，要比身高体重指数差不多，但是脂肪聚集于身体别处的人更容易罹患高血压。

"啤酒肚"和高血压的关系

肥胖者体内储存了大量的脂肪，血管床扩充，血液循环阻力增加，血液循环量也相对增加，在正常心率的情况下，心搏出量要增大许多，长期负担过重就会导致血压升高。东方人发胖往往先从腹部开始，脂肪主要堆积在下腹部周围，被称为向心性肥胖。这种类型的肥胖，内脏脂肪增多，在体内堆积起来，其胰岛素抵抗要比均匀性肥胖者更为严重，所以"啤酒肚"更容易患上高血压。

肥胖与高血压有着密切的关系，据调查研究显示，肥胖者患高血压的概率比正常人要高。超重10%以内的肥胖者，高血压发病率为10.3%；超重10%~20%的肥胖者，高血压发病率为19.1%；超重30%~50%的肥胖者，高血压发病率已经高达56%了，也就是说，体重超出正常人30%~50%的人中有一半以上会患高血压。

如何界定肥胖

肥胖和高血压是一对形影不离的"好兄弟"，所以我们一定要提高自己对肥胖的重视程度，不要以为肥胖只是影响美观这么简单。现在社会流行减肥，很多年轻人身材骨感还天天嚷着要节食。其实，不胖不瘦的体形才是健康的，我们一起来看看医学的肥胖诊断标准吧。体重指数（BMI）和腰围是用来衡量肥胖最常用的指标。体重指数=体重（千克）/身高（米）的平方。比如说你的身高为1.63米，体重为60千克，那么你的体重指数就是22.64。如果你的体重指数是在18.5～24就属于正常体重范围，体重指数低于18.5属于体重过轻，高于24则属于超重。如果你的体重指数高于28就属于肥胖的范畴了。

减脂才能减压

国外的流行病学资料表明，体重指数每增加1，高血压的患病率就会增加16%。除了体重指数，腰围也是评价肥胖的指标之一。腹部脂肪与高血压之间也有密切的联系，在体重指数正常的人群中，腰围增加也会提升高血压的发病率。一般情况下，女性的腰围大于80厘米，男性腰围大于90厘米，就意味着腹部脂肪囤积过多了。如果你的体重指数不是很高，但是腰围却超出正常范围，也要密切关注自己的健康问题了。腹部肥胖是疾病的象征，它和高血压、冠心病、动脉粥样硬化等有着密切的联系。

对肥胖的人而言，减重对预防高血压起着很大的作用。对于肥胖且已经患有高血压的人而言，减重之后血压可以自行降低。有资料证实，体重每增加4.5千克，收缩压就可能增加4毫米汞柱。

04 ||| "重口味" 易得高血压

成人每天摄取2克钠就能满足生理需要，过多钠的摄入会使血压升高。日常生活中，为了追求美味可口的食物，我们习惯加入各种调味料，导致钠的摄入量过多，使血压升高。

高血压与食盐的关系

人们对于高血压与食盐的关系的研究已经长达一百多年，一些科学家通过动物实验证明了盐摄入量、体液平衡以及血压调节之间的相互关系。如果没有盐（氯化钠），人及动物都将不能生存。我们的身体里有钠、钾、氯、钙、磷、镁、硫7种常量元素，这些都是从日常饮食中获得的。作为身体的常量元素之一，钠是水和电解质平衡的重要组成部分。但是凡事应该适可而止，过犹不及。

假如我们过度摄入钠，就会激发下丘脑的渗透压感受器和口渴中枢，产生口渴的感觉，促使人饮入大量水以稀释血液中过多的盐分。这些水如果未能及时代谢就会滞留在血液里，导致循环血量增加，心脏的负荷增大，血压就会随之升高。而且，钠离子增多时，细胞水肿，血管平滑肌细胞肿胀，血管腔狭窄，外周血管阻力增大，引起血压升高。另外，摄入过多盐分会导致血管对儿茶酚胺类缩血管因子敏感性增强，交感神经末梢释放的去甲肾上腺素也会增加，还会使血管壁上的血管紧张素受体密度增加，从而导致血管过度收缩，外周血管阻力增加，血压升高。

各地饮食习惯对当地居民的血压影响

日本北部平均每人每天摄取盐量高达30克，结果高血压、脑卒中发病率明显高于世界平均水平，被称为"高血压王国"；居住在北极的因纽特人摄盐量较低，他们的血压也低。我国北方人口味比较重，平均每人每天摄盐12～18克，南方人口味清淡，摄盐量为每人每天7～8克，所以我国的高血压病呈现出北高南低之势，这些都说明了盐与高血压的关系。

根据世界卫生组织的建议，正常人每人每天食盐摄入量不超过5克，事实上成人每天摄取2克钠就能满足生理需要。日常生活中，为了追求美味可口的食物，我们习惯加入各种调味料，导致钠的摄入量过多，血压升高。我国居民平均每人每天食盐摄入量比世界卫生组织建议摄入量高出一倍多。研究发现，很多一期高血压患者，只要限制每天食盐的摄入量，就可以将血压控制在正常范围内。所以，我国居民，尤其是北方居民，应高度重视每天的食盐摄入量。

05 ||| 吸烟喝酒让血压居高不下

对于应酬较多的人而言，吸烟喝酒在所难免。但是，你知道吗，吸烟喝酒也是高血压的帮凶。调查研究显示，吸烟者和不吸烟者在高血压的患病率上有明显差别。饮酒和高血压的关系尚未确定，但长期大量饮酒也是罹患高血压的危险因素之一。

吸烟对血压的影响

很多人都知道，吸烟对呼吸系统不好，却不知道吸烟对高血压也有影响。

事实上，吸烟不仅与血压水平之间存在着确切的相关性，而且还有着剂量关系，也就是说吸烟量越大，血压水平就会越高。研究表明，吸一支香烟，可使心率增加5～20次/分，收缩压升高10～30毫米汞柱，而且在吸烟的过程中释放出大量的有害物质，对附近的那些吸"二手烟"的人来说，他们所受到的危害不亚于主动吸烟者，所以很多国家的公共场合都禁止吸烟。

烟叶中含有多种有害物质，其中尼古丁、烟焦油、一氧化碳、丙烯醛等对人体的危害非常大。尼古丁会刺激中枢神经和交感神经，使其变得兴奋，导致心率加快，血管收缩，血压升高。同时，还会刺激肾上腺素释放出大量儿茶酚胺，使小动脉收缩，导致血压升高。

长期大量吸烟会引起小动脉的持续性收缩，小动脉平滑肌变性，血管内膜渐渐增厚，使整个血管逐渐硬化。同时，由于吸烟者血液中一氧化碳血红蛋白含量增多，会降低血液的含氧量，使动脉内膜缺氧，动脉壁内脂的含氧量增加，加速了动脉粥样硬化的形成。

因此，如果你的血压本就偏高，吸烟会使患上心血管疾病的风险大大增加。无高血压的人戒烟可以预防高血压的发生，有高血压的人为了预防烟草中的有害物质对血管的侵害，更应戒烟。

饮酒对高血压的影响

酒精对人体的作用具有双面性，适度适量饮酒可以降低冠心病发生的风险，但是大量饮酒对人体是百害而无一利的。酒精会诱发高血压，但是对酒精促使血压升高的原因至今仍没有认识清楚，目前很多学者认为可能与遗传易感性、血管平滑肌、神经递质、内皮素等通过对钠离子、钙离子转运的改变而起作用有关。

长期大量饮酒会导致高血压发病率明显升高，但很多时候，出于社交需求，我们又不得不饮酒，这就需要大家把握饮酒的量。少量饮酒并不会让我们的血压升高，正常的成年人每天摄入的酒精量不得超过30毫升；轻度高血压患者，每天最好不要超过20毫升；重度高血压患者，就需要严格限制饮酒了。

06 ||| 失眠助长高血压

> 很多人都认为失眠并不算什么大问题，但是随着医学领域的深入研究，医学家们发现，长期失眠会导致高血压、冠心病、脑出血等疾病。失眠是高血压的危险因素之一，失眠患者中有87.1%的高血压患者，而正常睡眠者中只有35.1%的高血压患者。

有些朋友看到失眠也能助长高血压一定会疑惑一个问题：这世界上有谁没有失眠过吗？难不成都要得高血压？失眠在现代社会节奏快、压力大的生活方式中很常见，也的确如上面那些朋友所说，也许世界上每个人都有过失眠的经历。虽然失眠与高血压之间有着千丝万缕的联系，但是并不是每一位失眠患者都会罹患高血压。

走近失眠

失眠其实有不同的类型，一种简单的划分方式就是分为短期失眠和长期失眠。几乎每个人都经历过短期失眠，例如高考前一天孩子睡不着、近期工作压力大晚上难以入睡。这种情况其实对身体没有太大危害，最多就是第二天精神不好，这种临时性的影响因素过去了，失眠也就随之消失了。我们说能够助长高血压的失眠是指长期失眠。

长期失眠对血压的影响

这种长期失眠，或者说医学意义上的失眠跟正常情况下没有危害的失眠怎么区别呢？《中国成人失眠诊断与治疗指南》里有这样的诊断标准：1.失眠表现为入睡困难，入睡时间超过30分钟；2.睡眠质量下降，睡眠维持障碍，整夜觉醒次数≥2次，早醒；3.总睡眠时间减少，通常少于6小时。

其实对于人类为什么需要睡眠还没有研究得十分清楚，目前只知道睡眠最大的作用是缓解大脑疲劳、更新大脑的状态。不过，失眠与高血压之间的关系是比较清楚的：相关研究表明，每晚睡眠时间少于5小时的人，患高血压的风险是正常人的5倍。这是为什么呢？

许多朋友肯定都有切身体会：长期失眠通常会对我们的情绪有影响，譬如对睡眠的担忧、恐惧，让人处于一种焦虑状态，这种焦虑的情绪又进一步加重失眠，形成恶性循环。就是这种焦虑，会打破人体大脑皮质"兴奋-抑制"的平衡调解机制，让我们的大脑不能得到很好的休息，从而使得小动脉血管收缩，周围血管阻力增加，进一步地导致了血压的升高。

此外，我们需要了解的是，高血压患者是失眠高发人群，两者互为因果，如果不及时治疗失眠，血压波动会像脱缰的野马般难以控制。而治疗失眠需要专业的检测和诊断，所以我在这里建议有失眠的高血压患者朋友在抗高血压治疗的同时，到正规医院的睡眠中心就诊，这样"双管齐下"才能起到最好的治疗效果。

07 ||| 运动不足，小心高血压找上门

生命在于运动。近年来，随着运动常识的普及，人们逐渐意识到运动对健康的重要意义，城市里的健身房也越来越火爆。这一节我们就来了解一下，运动不足与我们这本书的"主角"高血压之间有什么关系。

运动不足引发高血压

严格来说，运动少和血压高没有必然的联系，但是运动不足一定会让患高血压的可能性大大增加。长期宅在家里，高血压就会带着其他疾病一起来敲门。如果经常不运动，身体的气血运行就会变慢，因为它不需要运行那么快就能维持正常的生命活动了，身体的消耗随之减少，肌肉也会松弛无力。加上现代人生活水平提高但饮食健康还很难保障，所以很多朋友会吃得过于油腻，生活作息也不规律的话，就很容易造成脂肪的沉积，诱发心脑血管疾病，所以肥胖的人更容易患上高血压，因为他们的血管变窄，血流通畅性不足。

与之相反，那些经常参加体育锻炼的朋友们，他们的心肌纤维会明显增厚，心脏收缩能力会增强，在身体静止的时候脉搏次数会减少而每次心脏跳动输出的血量会增加。这一系列的身体变化都是良性的，说明身体的血液流动畅通，自然也就大大降低了高血压的风险。

加强锻炼，预防高血压

如果是家族有高血压的病史，或者自身患有与高血压相关的疾病的朋友们，就需要格外注意不运动与高血压之间的关系，因为你们本来就是高危人群，如果自己锻炼太少，那么患上高血压的概率就会大增。对于统计数据来说，这只是一

个概率问题，而对于每一个具体的个体，患上了就是患上了，就是百分之百的事情，所以还是要及早预防的好。

运动这件事情，在学生时代有体育课还好一点，退休后的老年人也由于时间比较充裕，相对而言能进行有意识的锻炼的朋友会更多一些，主要是有固定工作的年轻人和中年人，他们往往在一天辛苦的工作之后已累得不想动了，更别提专门花时间运动了。但适量的运动可以显著降低高血压的发生，所以每个医生都会建议这些朋友每天应进行适当的体育活动（每天30分钟左右），而每周则应有3次以上的有氧体育锻炼。

运动也不一定要专门花时间，饭后散散步也是有好处的，不过这很难起到实际的锻炼效果。具体还要根据每个人的身体状况，制定有效的锻炼方案才行。

PART 3

轻松应对
特殊型高血压

想要弄清楚如何预防和治疗高血压，就需要了解高血压到底是一种怎样的疾病。这一章会告诉大家各种类型高血压的相关常识和应对措施，帮助大家及早发现并轻松应对高血压。

01 ||| 易被忽视的儿童高血压

> 说不定很多读者朋友还是第一次听说这件事：儿童也会得高血压！没错，这并不是耸人听闻，随着生活水平的提高，肥胖成为儿童之中常见的一大健康问题，儿童高血压发病率也随之上升。统计表明，我国儿童高血压年均增长率已达到0.47%，有3%~4%的儿童患上高血压，其中将近50%伴有肥胖；而在肥胖的儿童之中，10%~30%患有高血压。

儿童高血压的基本知识

儿童高血压分为原发性高血压和继发性高血压两种。先天患有心脏病、肾病、内分泌疾病或有高血压家族史的儿童是原发性高血压的高危人群，而不良的作息和饮食习惯则是引起继发性高血压的主要因素。

为什么说儿童高血压易被忽视

一方面因为大多数家长都和读者朋友们一样，几乎没有听说过儿童高血压，所以也就从来没有想过自己的孩子竟然会得这种似乎只有中老年人才会得的病。另一方面是儿童的表达能力有限，孩子们不会或很少能正确诉说关于自己身体的症状，儿科医生对此关注也不够。更糟糕的是轻度儿童高血压在相当长时间内可能会无任何症状，从外表看这些孩子好好的，活蹦乱跳的，其实他可能已经有了轻微的高血压。

儿童高血压有什么危害

如果只是轻微的高血压，看上去的确和正常健康的孩子没有任何区别，但长此以往，会逐渐造成孩子体内的血管、心脏、大脑和肾脏损害。童年正是孩子们长身体的时候，这种关键时期这些重要器官受损，长大了就会有无穷无尽的隐患：患病儿童绝大多数在成年后会被高血压病所困扰，如造成心血管疾病、脑血管疾病、肾脏血管损害，还有糖尿病，甚至导致失明，更严重的会在没有任何不适的情况下出现血管堵塞、破裂或心脏病突发而猝死。

儿童高血压的预防

一般而言，家长不会想到高血压会和自己的孩子有关系，但是对血压正常偏高、有阳性家族史及肥胖的儿童的家长来说，应该帮助孩子定期测量血压。如果你们的孩子有经常头昏、头晕、心慌，那一定要尽早带孩子到医院测量血压，以争取早期发现问题，予以合理治疗。

预防儿童高血压最重要的一点，就是要让孩子养成良好的生活习惯。孩子的起居要有规律，坚持早睡早起，坚持体育锻炼，避免精神过度紧张，不要让孩子的学习负担过重，也不要带孩子观看充满恐怖或惊骇内容的电视、电影等，要减轻孩子生活环境中的噪声，保证足够睡眠时间，避免吸烟、饮酒等。家长还要积极调整孩子的饮食，让孩子食用充足的动植物蛋白质，限制脂肪和盐的摄入，少吃油腻、高热量的垃圾食品。这些措施其实不仅仅是为了预防高血压，任何想让自己的孩子健康茁壮成长的父母都应该让孩子养成这样的习惯。

罹患儿童高血压的症状

如果患了儿童高血压，那么孩子会有什么样的症状表现呢？前面已经提到，早期的儿童高血压往往没有什么明显的症状，不过当血压明显升高时，孩子会出现头痛、头晕、眼花、恶心、呕吐等症状。婴幼儿还不会说话，就常常表现为烦躁不安、哭闹、过于兴奋、易怒、夜间尖声哭叫等。有的患病的孩子会出现体重不增加、发育停滞的现象。如孩子血压过高，还会发生头痛头晕加剧、心慌气急、视力模糊、惊厥、失语、偏瘫等高血压危象。

在高血压症状不明显时，家长应积极监测，及时发现孩子的血压异常。不同年龄的儿童正常血压值有不同的标准。婴幼儿正常血压为100/60毫米汞柱，13岁以下儿童的血压参考标准为110/80毫米汞柱，13岁以上则开始与成人标准一致。

儿童高血压的治疗

　　如果孩子已经确诊患上了儿童高血压，那么家长也不必过于担心，这并不是太严重的问题，早发现和积极干预都能够有效控制病情的进展，绝大多数都可以治愈，让孩子完全恢复健康。在治疗过程中，医生的药物治疗十分重要，家长只需要遵医嘱定时定量给孩子服药就好了。更重要的还是生活上饮食、作息等方面的习惯培养，这恰恰是需要家长费时费力去做的事情。

　　家长们应注意以下原则：合理安排作息时间，一般情况下要让孩子适量活动，以防止体重增长过快，让他情绪轻松愉快；低盐饮食，必要时限制水分摄入；重度高血压时应用降压药可能会引起体位性低血压，这时应让患儿卧床休息。如果是继发性高血压，治疗重点在于控制原发病，随着原发病的控制，以及饮食和运动措施的配合，多数患儿的血压即可逐渐下降至正常水平，预后良好。

02 ||| 得了妊娠高血压，千万别大意

妊娠高血压对母体和胎儿的影响极为严重，是孕产妇和围生儿发病和死亡的主要原因之一，必须重视。

认识妊娠高血压

妊娠高血压就是妊娠期特有的一种疾病，特指怀孕20周后出现的以高血压、水肿、蛋白尿为主要特征的症候群，包括妊娠高血压、子痫前期、子痫、慢性高血压并发子痫前期以及慢性高血压。这些病的症状多数在生下孩子后就消失了。

不同程度的妊娠高血压

妊娠高血压有不同的程度，一般划分为轻度、中度和重度，不同程度的症状不同。轻度妊娠高血压主要表现为血压轻度升高，部分孕妇会伴有轻度水肿和少量蛋白尿，这一阶段如不引起重视，则会迅速发展并恶化，但此阶段若没有测量血压是很难发现的，因为轻度水肿也是孕妇常见现象，不会被特别注意。如果在妊娠20周之前血压一直表现正常，但在那之后就升高到了130/90毫米汞柱以上，或者与基础血压相比，升高了30/15毫米汞柱，就可以判定为轻度妊娠高血压。

中度妊娠高血压主要表现为血压进一步升高，但是血压值还在160/110毫米汞柱以内，尿液中蛋白质含量有所增加，并伴有水肿，部分患者会出现头晕等症状。重度妊娠高血压包括先兆子痫及子痫，血压会超出160/110毫米汞柱，尿蛋白显示强阳性，水肿也因孕妇体质而严重程度有所不同，还会出现头痛、眼花等症状，严重者会出现昏迷，这时候就需要及时送医诊治了，不然孩子和母亲都有很大的危险。

妊娠高血压的六大危害

（1）大脑调节功能丧失：妊娠高血压会导致脑部小动脉痉挛，会影响到大脑的一些功能，导致大脑组织缺氧或是水肿，脑血管的调节功能失灵，出现点状或局限性斑状出血，由此造成头痛、头晕、恶心、呕吐和抽搐。

（2）心脏衰竭：妊娠高血压会导致冠状小动脉痉挛，引起心肌缺血、间质水肿以及点状出血坏死，从而使得心脏负担加重，病情严重时会导致心力衰竭。

（3）肾功能衰竭：妊娠高血压会导致肾小动脉硬化，血流阻滞，从而出现肾脏缺血，使肾功能受损。出现少尿、蛋白尿，如病情严重，会出现肾功能衰竭。

（4）肝细胞坏死：妊娠高血压严重时会导致肝内小动脉痉挛，随即扩展松弛，以致血管内突然充血，压力骤减，从而出现肝脏门静脉周围发生局限性出血，这时候肝细胞也会因为缺血缺氧而发生不同程度的坏死。

（5）胎盘功能损害：妊娠高血压会导致子宫血管痉挛，从而影响到母体给胎儿的血液补给，损害胎盘功能，胎儿在子宫内发育也因此变得迟缓。严重时会发生胎盘早剥，出现死胎或新生儿死亡。

（6）眼功能受损：妊娠高血压可致眼底视网膜小动脉痉挛、缺血，严重时可出现视网膜水肿，视网膜剥离，或有棉絮状渗出物或出血，患者可出现眼花、视力模糊，严重时可引起暂时性失明。

妊娠高血压如何应对

第一是要保证睡眠时间和质量，让身体能够得到最大限度的放松和休息，临床研究表明，左侧卧位能够使舒张压降低，并且改善胎盘的血液供给，所以孕妇在休息时应当采取左侧卧位；第二是加强孕妇的身体状况监测，每天对血压进行测量记录，同时每两天要对尿液中的蛋白含量进行检测，孕妇的视力情况对病情严重程度的判断也能提供一定的依据；第三是加强孕妇的营养，提供富含各种微量元素、维生素以及蛋白质的食物，多吃新鲜蔬果，如果没有全身水肿，不用刻意限制盐的摄入。

一旦孕妇出现了痉挛的紧急情况，应当采取以解痉为主、镇静降压为辅的治疗方案，合理利用药物。如果病情严重且积极治疗了还是没有明显的好转，那恐怕就要和医生讨论下，是否在必要时终止妊娠。

03 ||| 越来越年轻化的上班族高血压

原本在中老年人群中发病率较高的高血压，近些年来，开始越来越年轻化，并逐渐逼近青少年。

高血压正在逐步年轻化

大多数人认为，高血压病是老年人的特权。的确，随着年龄的增长，血压会呈现递增状态。从35岁开始，人的收缩压会逐年上升，平均每五年增加4毫米汞柱。舒张压是从30岁之后开始上升的，平均每五年增加1.5毫米汞柱。其主要原因是，人过中年后全身血管开始出现退行性改变，血管会硬化，血管阻力明显增大，导致血压升高。另外，血脂、血糖、血液黏度会随年龄的增加而出现不同程度的升高，这些都会增加血液的阻力，致使血压升高。所以年龄的增长与高血压有着密切的关系。

但根据统计发现，和很多疾病一样，被高血压盯上的人群也开始越来越年轻化。在全国各地，中青年高血压发病率有明显增加，20～30岁患有高血压的年轻人在逐年增多，35～44岁的人群高血压患病率增高更为明显。尤其是男性，患病率竟高达17%。

年轻人为什么会得高血压

研究数据显示，每周工作时间的长短和血压的高低有着密切的联系，经常长时间工作，会增加罹患高血压的风险。一周工作40小时的人患上高血压的可能性比一周工作11～39小时的人高出14%；一周工作41～50小时的人患上高血压的可能性比一周工作11～39小时的人高出17%；一周工作51小时及以上的人患上高血压的可能性比按正常工作时间工作的人高出1.29倍。长时间的工作会让人的休息时间变短，工作的劳累、精神的疲劳以及心理的负担都可能诱发高血压。

年轻人如何预防和治疗高血压

最令人担忧的是，大部分年轻人自恃身强体壮，即便身体有些许不适，也会归结为最近一段时间压力大，过段时间自己就好了。他们不会主动到医院检查，这不仅导致不了解自己的病情，还会耽误宝贵的治疗时机。所以年轻人千万不能轻视高血压可能带来的危害，一旦身体给出预警信号，就要及时就医。

随着生活节奏的不断加快，越来越多的上班族已经接受加班成为常态的生活。工作固然重要，但是我们的健康更重要。我们应该尽量提高工作效率，减少加班时间，给自己更多的休息时间。在进行一段高强度的工作后，我们可以稍稍休息几分钟，利用工作空闲调整自己的状态，学会给自己减压。工作压力大往往会压缩年轻人的睡眠时间，长期的睡眠障碍会带来精神紧张、烦躁、激动、担忧、焦虑等情绪，会打破人体大脑皮质"兴奋-抑制"的平衡调节机制，致使小动脉血管收缩，血管阻力增加，最终导致血压升高。所以上班族一定要每天给自己留出7~8小时的睡眠时间，同时保证自己的睡眠质量。

上班族应该格外注意自己的饮食习惯，避免因为工作太忙而吃过多的快餐。少吃或者不吃诸如肥肉、荤油等动物脂肪类的食物，尽量避免食用胆固醇含量较高的食物，比如动物的内脏等。饭菜尽可能以清淡为主，控制钠盐的摄入量，将每天的用盐量控制在3克以下。要多摄入新鲜的蔬菜、水果以及菌类、蛋奶、豆制品等食物。合理的膳食结构可以帮助我们调理身体，提高免疫力，预防高血压的发生。

另外，不管平时多累多忙，都应该坚持每天做一些简单的运动，让运动成为生活的一部分。美国的一项研究发现，那些锻炼较少、体质较差的人得高血压的风险最高，年轻时加强锻炼可以将未来罹患高血压的风险降低34%。每天抽出30~60分钟游泳、跑步或者进行各种球类活动，都能起到强身健体、提高免疫力的作用。实在没有时间锻炼的上班族，可以选择下班走路回家或者提前几站下车步行回家，也可以上下班的时候弃电梯而爬楼梯。

虽然高血压的发病率会随着年龄的增长而升高，老年人也会比中青年人更容易患高血压，但是年轻人绝不能掉以轻心，以为高血压是老年人的专属。建议大家不管处在哪个年龄段，都应该密切管住自己的血压，养成良好的生活习惯，防患于未然。

04 ||| 并发症多的老年人高血压

老年其实是有一个范围的，一般指的是年龄≥65岁的朋友们，我国老年人群高血压患病率高达49%，这是十分惊人的，也就是说每两个老年人中就有一个是高血压患者！

老年人高血压的基本知识

过去，在人们对高血压的认识还很不够的时候，人们认为老年高血压是血压随年龄增长而升高的正常生理现象，不必治疗。随着医学技术的发展和认识水平的提高，以及长期的研究才揭示出老年高血压是危害老年人生存和生活质量的重要因素，积极治疗可明显降低脑卒中等重要心血管疾病的危险性。所以无论年龄大小，都应该在医生的指导下控制血压，使之尽量降至正常范围。

伴随着身体的衰老，老年人为什么还这么容易出现高血压呢？其中最根本的原因是老年人的动脉硬化，他们的动脉壁的弹性和伸展性都大大降低，甚至到了完全没有弹性的程度，收缩期的弹性膨胀和舒张期的弹性回缩幅度减弱，缓冲能力降低，导致收缩压升高，舒张压降低，脉压增大。身体的衰老是每个老年朋友都必须面对的是一个事实，所以老年人群体中高血压发病率如此之高，而且常常是单纯的收缩期高血压。

引发老年高血压的原因还有这样几种：一是老年人由于味觉功能的减退，就喜欢吃年轻人觉得咸的食物，这些食物含钠高，与此同时他们的肾脏对水盐的调节能力下降，血压对盐更敏感，摄入盐过多会使血压升高，降压药疗效降低，血压难以控制；二是老年人的腹部脂肪堆积相对较多，很多老年人有向心性肥胖，从而容易患上高血压；三是老年人存在胰岛素抵抗和继发性高胰岛素血症；四是老年人的交感神经活动性高，血中肾上腺素水平较高，但不易排出。

老年人高血压的特点

老年人的高血压和中青年人的高血压很不一样，主要有如下三个特点：

第一，血压波动大。这一点表现为不同的方面：老年人在活动时血压增高，安静时血压较低；冬季偏高，夏季偏低，而且血压越高，其季节性波动越明显；在24小时以内，以及在一个较长时期都有较大波动，容易发生体位性低血压，这与老年人的压力感受器官调节血压的敏感性减退有关。

第二，恶性高血压罕见。这算是很好的一个特点，老年人的高血压以良性高血压居多，恶性高血压极少。良性高血压表现为起病缓慢、进展也慢、症状多不典型或无明显自觉症状，也就是说很多老年朋友都没有感觉到自己患有高血压，常在体检中或并发脑血管病时才被发现。

第三，也是最重要的一点，是并发症与合并症多。这一点对老年人来说是很大的问题，老年人由于生理机能减退，常有冠心病、糖尿病、高尿酸血症、高脂血症、肥胖症等，患高血压后容易引起心、脑、肾的合并症，如心绞痛、心肌梗死、脑卒中、肾功能不全等，此时需特别注意，不要服用让并发症加重的药物。

老年人高血压的日常保健

第一，适度活动。老年人一般都能做到早睡早起，生活比较有规律。此外还需要强调的是每个人应根据自己的身体、年龄选择各自喜爱和适宜的运动方式，如散步、气功、跳舞等活动，每次以30～45分钟为宜，每周3～5次。。

第二，保持标准体重。研究表明，肥胖或者超重的老年朋友们中，至少有60%会发生高血压，肥胖的人高血压患病率是同龄组体重正常人的3倍。体重每增加12.5千克，收缩压可上升10毫米汞柱，舒张压升高7毫米汞柱；反之，体重减轻，血压也相应下降，并可增加降压药的效应。因此，高血压老年朋友们如果超重了就减肥吧，逐步把体重控制在标准范围内，每周体重减轻1千克为宜。

第三，合理膳食。采用低钠、低脂、低胆固醇、低糖饮食方案，吃得清淡一点，多吃蔬菜和水果，多吃纤维素食物，适当补充蛋白质。养成良好的饮食习惯，可降低血压，预防心、脑、肾疾病发生。

第四，戒烟限酒。吸烟可使血压升高，即使服用降压药，也会影响疗效。过量饮酒会导致高血压，适量饮酒可降低血压。每天摄入的酒精量不超过30毫升，相当于720毫升啤酒的量。

05 ||| 容易混淆的运动性高血压

之前我遇到过一个年轻人患有运动性高血压的例子，这个年轻人一开始总是不相信自己竟然有高血压："运动的时候肾上腺素分泌旺盛，血压当然会升高啦！怎么可能是一种病呢？"

运动性高血压的基本知识

运动的时候人的血压为了提供给身体足够的能量，要达到运动量所要求的身体消耗，所以肯定是要升高的。不过这是正常的血压升高。我们用一个常识来想一想：这种运动状态下的血压升高，也应该有一个上限吧？如果无限制地升高，那就不正常了。目前人们对高血压的认识片面性很强，大家对于运动性高血压的了解也很少，这也不能怪那位年轻人有疑问了。一谈到高血压，其实大家脑子里想到的都是局限于静态的观察，安安静静坐在那里的那种高血压，而对运动、激动、紧张、兴奋等主客观条件下出现的血压波动，认为只是一个生理反应。

其实前面我们已经谈过隐匿性高血压和白大衣高血压了，想必大家已经逐渐明白这样一个事实：高血压病患者在形成稳定性高血压之前，存在很长时间的无症状期，也就是说处于健康和通常意义的高血压之间的这么一种状态。运动性高血压也是如此，在此期间，静息状态下血压正常，在一定运动负荷量下，血压值会超出正常人反应性增高的生理范围。

如何判定自己是否得了运动性高血压

事实上，目前由于研究的不足，运动性高血压还没有统一公认的的判定标准，但是在实践中逐渐形成了几种使用较多的判断依据：第一种是运动时收缩压≥250毫米汞柱或舒张压≥120毫米汞柱；第二种是在运动时或运动后2分钟内，男性收缩压≥210毫米汞柱，女性≥190毫米汞柱；用功率自行车进行试验，运动3分钟内收缩压＞220毫米汞柱，舒张压较运动前升高15毫米汞柱以上。

这几种判断，依据的是正常成人运动时随着心输出量增加，收缩压也随之上升的程度。一般来说，中等强度的运动收缩压会由安静时的120毫米汞柱上升至180毫米汞柱左右，而舒张压通常不变或稍有降低，因为运动时外周血管代偿性扩张，尤其是直立运动时。若以上几种情形都显著超过了这个范围，所以肯定已经是一种非健康的状态了。

运动性高血压的危害其实和前面的隐匿性高血压和白大衣高血压是一样的，主要有两个方面，一个方面是运动性高血压是未来高血压的预测因子，这样的朋友们在今后高血压发病率比运动时血压正常的朋友们增加2～4倍，运动性高血压患者日后可能有2/3的人发展为高血压病；另一个方面是它使重要脏器损害的风险升高，运动性高血压患者的颈动脉粥样硬化、蛋白尿、冠心病、脑卒中及心脑血管发病风险均比较高。

运动性高血压的预防和治疗

对于很多超重和肥胖的朋友们来说，他们生活中的重要主题就是减肥（如果超重了还不想着减肥是对自己不负责任）。但遗憾的是，他们同时也是高血压的危险人群，所以，如果他们想要通过运动的方式来减肥的话，就很容易成为运动性高血压的目标对象了。

经运动试验测定，肥胖患者运动性高血压的发病率为43%，而非肥胖者为13%。这是什么原因呢？正常人运动时随着心输出量的增加，外周血管会发生反应性扩张，使血压维持在一定的生理范围内。而超重和肥胖者运动时通常儿茶酚胺分泌和释放较多，外周血管多呈收缩状态，运动时心输出量增加的同时周围血管扩张相对不足，这可能是肥胖者容易发生运动性高血压的原因之一。

因此，如果你因为管不住自己的嘴吃得太胖了，又打算通过运动把体重降下来的话，最好关注一下自己的血压状况。一旦有运动性高血压的症状，就应该减小运动量。我们不能为了减肥反而得了高血压，这是得不偿失的。那怎么减肥呢？只能遗憾地告诉你，最好还是在轻度运动的情况下，控制自己的饮食，主要以饮食方案解决问题了。

06 ||| 危害巨大的清晨高血压

> 如果此前对高血压没有任何了解，那许多朋友一定会觉得奇怪：高血压还分清晨、傍晚、午夜吗？其实只要稍微懂一点高血压的知识，就很容易知道清晨高血压其实并不是胡编乱造的名称。

清晨高血压的基本知识

我们身体有不同的活动情况，需要不同的能量供给，所以血压有所波动才能够更好地适应我们身体的需求，同时身体的进化保证了我们不会对能量有一丝一毫的"浪费"。

明白了血压的波动之后，再来谈清晨高血压就容易多了。一般来说，清晨血压是指清晨醒后1小时内、服药前、早餐前的家庭血压测量结果或动态血压记录起床后2小时或清晨起床6:00—10:00的血压。在这个时间段里，如果家庭血压测量平均值≥135/85毫米汞柱和（或）诊室测量血压平均值≥140/90毫米汞柱，就可以说是患上了清晨高血压。

我们为什么不谈傍晚高血压只谈清晨高血压呢？我只需要告诉大家一个事实，这个问题就很清楚了：清晨是猝死、心肌梗死和脑卒中等疾病的高发时段，清晨血压升高是促发心脑血管事件的重要因素。所以，清晨的血压值，对于有以上疾病风险的朋友们来说，说成是"性命攸关"一点儿都不为过。

与高血压一样，大多数清晨高血压起病缓慢、渐进，通常无特殊临床表现，常见有6:00—10:00血压异常升高，导致头晕、头痛、疲劳、心悸等，呈轻度持续性，随血压的降低可有所缓解。所以，清晨高血压不会带给我们太多痛苦和困扰，关键是伴发的心脑血管疾病，可以导致非常严重的后果。从这个意义上来说，清晨高血压是个看起来温和但实际上极度危险的家伙。

什么样的人容易患上清晨高血压

一种肯定是对自身血压管理不善的那些朋友，这占了清晨高血压患者的绝大多数，他们平时都会使用降压药物，但是所使用的降压药物无法真正控制24小时血压。所以本身有高血压的朋友们，监测24小时的动态血压状况是非常重要的，清晨又是最最关键的一个时间段。我国有学者调查发现，在诊室血压已得到控制的高血压患者中，仍有54.6%的患者清晨血压不达标。第二种是高龄老年人，他们清晨血压升高的幅度更大。第三种是对盐敏感的高血压患者，增加钠盐摄入量可导致清晨血压上升，所以清淡饮食对高血压患者非常重要，不能图口腹之欲而不顾性命之忧。第四种是我们已经多次提到的有吸烟、酗酒等不良生活方式的人群。此外还有糖尿病、空腹血糖异常、代谢综合征和精神焦虑的朋友，也都是清晨高血压最习惯"光顾"的人群。

清晨高血压的预防

清晨高血压也是一种高血压，所以它的预防与高血压本身的预防是一致的，对血压处于130～139/85～89毫米汞柱、超重或者肥胖、长期高盐饮食、过量饮酒的朋友们来说，都是需要重点预防，以上因素都是需要积极控制的危险因素。

针对高血压患者朋友来说，应注意定期随访和进行血压监测，尤其是清晨时段的血压测量，对高血压做到早发现、早诊断、早治疗。千万不要自以为血压已经正常了就掉以轻心，再多坚持监测一段时间，虽然麻烦了点，但与高血压这样的敌人周旋，怎么能够轻易就以为获胜了呢？

清晨高血压的治疗

如果有的朋友很不幸，已经被确诊患有清晨高血压，那还是老实听从医生的建议吧，一定要坚持服用能有效控制24小时血压的长效降压药物，并学会家庭测量清晨血压的正确方法，控制与监测双管齐下，不给高血压一点机会。此外要充分利用社区医院、卫生服务中心，及时调整治疗方案，加强清晨血压的管理。

大多数清晨高血压都是由血压管理不善所致。他们为什么就管理不善了呢？因为如果选用短期药物进行降压治疗，会出现药物性血压波动过大；若选用长效但实际上疗效不足以覆盖24小时的降压药物，也无法控制清晨血压。所以合理规范地使用减压药物是关键，这方面大家不要擅自做决定，还是严格遵医嘱为好。

PART 4

///////////////

监测你的血压

　　测量血压对于我们的正常体检、预防和治疗高血压都十分重要，可是你真的了解血压的测量吗？门诊测压和家庭测压有什么区别又各自都有什么作用？这一章我们就着重聊一聊测量血压这件看起来很小实际上很大的事情。

01 ||| 门诊测压和家庭测压

> 血压测量比较常用的方法有三种：在医院里，医生最常用水银柱血压计测量，判断患者是否患了高血压时则会采用动态血压计测量血压，而患者家中自测血压常常用电子血压计。三种测量方法有不同的特点和作用，我们都简单介绍一下。

血压测量的三种方法

（1）水银柱血压计：水银柱血压计因操作较为麻烦，没有相关知识的朋友们一般不用，主要是供具备丰富经验的医护人员使用。但它这么麻烦一定有它的道理，其最大的优势就是测量效果较好。因为它的测量精度比较高，所以有一点需要注意的是，在测血压前，被测量的朋友应至少安静休息5分钟，并且30分钟之内不要吸烟或饮咖啡，排空膀胱，否则就会影响测量结果，白白浪费了这么精确的测量仪器。

（2）动态血压计：上一章我们提到了不少血压测量与实际情况有出入的情况，这时候最佳的解决办法就是动态血压计了。目前一般使用动态血压记录仪测定一个人昼夜24小时内，每间隔一定时间内的血压值。24小时、白天与夜间血压的平均值反映不同时段血压的总体水平，是目前采用24小时动态血压诊断高血压的主要依据。这种血压测量方式最大的优势就是避免了单次测血压之间的客观差异、"白大衣现象"等情况，它有助于筛选临界及轻度高血压，有助于评价降压药物的降压效果，有助于探讨靶器官损伤程度并估计预后等。在实际应用中是非常广泛和重要的。

（3）家庭电子血压计：由于我们大多数人并不具备专门的医学知识，而高血压是需要日常生活中的管理和调节的，所以家庭电子血压计就应运而生了。这是一款操作比较简单的血压计，不过它的问题是准确性无法得到验证。世界卫生组织和国际高血压联盟历次发布的《高血压治疗指南》（后简称《指南》）里面慎重地明确这类自动测压只能是对门诊测量的"一种补充"，不能作为诊断治疗的主要依据。一般适用于：高血压患者的血压监测、白大衣高血压识别、难治性高血压的鉴别、评价长时血压变异、辅助降压疗效评价、预测心血管风险及预后等。对于精神高度焦虑患者，不建议自测血压。

门诊测压和家庭测压相结合

目前，多数患者的高血压是经过医生测量血压后诊断出来的，但是有些情况下，医生测量的血压有可能"不准确"，需要患者自己测量才能得出正确数据。正是因为这样一些原因，所以门诊测压和家庭测压一定要相结合。

当然了，前面提过家庭测压由于普通的朋友们缺乏专业的知识和技能，加上家庭电子血压计等仪器设备方面的不足，测量结果肯定是不够准确的，所以门诊测定血压仍是高血压诊治的基石。但医院是一种特殊的环境，每个人走进去多少都会有心理波动，看到白大褂的医生和护士，接触到冰冷的桌椅、器材，很难做到内心毫无波澜。所以门诊测压虽然准确，但并不是我们日常生活中的血压水平。这在理论上存在一个随机波动的效应，但作为看病的重要依据，我们需要的是大家真正的血压水平。

此外，不得不承认，我国医护人员的工作压力非常大，为了提高看病的效率，不少医生往往并不严格遵照《指南》推荐的方法测血压，这也让门诊测压不太准确。为了提高高血压的诊治水平，美国高血压全国联合会（JNC）2003年推荐在应用更昂贵但更精确的动态血压测量方法之前，应参考自测血压值。JNC及欧洲高血压学会（ESH）、欧洲心脏病学会（ESC）2003年的治疗指南都推荐在诊断白大衣高血压时，家庭自测血压可以用作动态血压的替代方法。2004年英国高血压学会指南也承认了自测血压在临床应用中日益提高的地位，并提出了自测血压诊断高血压的标准（135/85mmHg）。

细心的朋友会有这样的问题：我自己和医院都测不准，那到底要怎么测？难道门诊测压和家庭测压结合就准了吗？事实上，任何一种测量都是有误差的，大多数情况下，医生看到血压测量的结果就考虑到误差，而多次测量是减小误差的有效方法，所以我们说最好的办法就是将门诊测压和家庭测压结合起来。

02 ||| 家庭测压需注意这些事项

> 越来越多的朋友已经意识到家庭自我监测血压的必要性，所以越来越多的朋友会问我测量结果为什么和自己的感觉不一样呢？自己测量和医院测量的结果怎么差这么多呢？这一小节我们就来谈一谈家庭测压的注意事项。

了解我们血压的特点

正所谓"知己知彼，百战不殆"，在谈家庭测量血压的具体注意事项之前，我们先要了解一下血压有什么特点。如果连血压波动的基本规律都一无所知，那恐怕测量半天也不能得到想要的结果，反而会让自己陷入不必要的恐慌或者盲目的自信。

首先我们要明白的是，血压是一个动态指标，它不像身高、体重一样，现在测量和过两个小时测没什么变化，一个健康人的血压在一天内会有15～30毫米汞柱的变动，高血压患者的波动则更大，所以你过了两个小时再测一次血压，如果结果不一样了，很可能是正常现象。

那么这个"调皮的家伙"有那么不可捉摸吗？当然不是。一般而言，我们身体的指标都有很强的规律性，随人的精神状态、时间、季节、体温等的变化而变化。下面再简单回顾一下血压如何变化。

（1）精神状态：生气、紧张、恐惧、害怕、兴奋及疼痛等可以使收缩压升高，而舒张压没有变化。这很容易理解，不管是生气还是紧张，或者是其他强烈的情绪和感觉，总是可以让我们心跳加速，血压也随之升高了。

（2）时间和睡眠：正常健康人血压的节律呈两峰一谷，6:00—8:00达到最高峰，然后血压持续波动在较高水平，至16:00—18:00出现第二个高峰，以后逐渐下降，至夜间睡眠时降至最低谷。

（3）季节：受寒冷刺激血压会上升，在高温环境中血压可下降。我们人类是恒温动物，这种血压变化是为了保持我们的体温恒定。

另外，吸烟、饮酒、饮咖啡后血压会升高，因为烟、酒、咖啡都对我们人体有比较强的刺激作；洗澡后血压会降低，此时我们人体是放松的。

一般右上肢血压高于左上肢，两者相差2~4毫米汞柱，下肢血压比上肢高20~40毫米汞柱。

总而言之，人体的血压总是在不断变化的，每次测量血压不同属正常现象。所以我们在家庭测压的时候，完全没有必要因为测量结果的波动就惊慌失措，因为血压正在跟你"调皮捣蛋"呢。不过你多测量几次就能摸清血压变化的规律，掌握了规律再测量，才能做到心中有数，看到测量结果的时候也能明白中午喝了点小酒后血压值会升高的道理。

如果已经充分考虑了引起血压波动的各种因素，同时测量的操作、仪器都没有任何问题，而测量的结果仍然让你自己觉得"这不可能"，让你疑惑"怎么会这样呢"，那说明你的血压真的出了问题，这时候，求助于专业的医生就很有必要了。当然一次结果是不足以说明问题的，要多测量几次，才能得出可靠的结论，医生也才会认真对待你的病情。

家庭测压具体的注意事项

之所以需要家庭测压，正如我们上一小节谈到的那样，在医院，当医护人员测量血压时，有些患者会有不同程度的紧张，或因为匆忙来医院看病，夜间未好好休息，都容易使血压升高。而自己在家中精神放松，就会得到接近本身较稳定的血压，因此在平时正确测量的血压往往更符合客观值。但自己测量的时候有许多讲究，我们分不同的方面来看。

（1）时间方面：由于血压在一天之内会有所波动，一般早上较高，晚上较低，因此早晚各测一回能对血压有较全面的了解。早上测时，应选择在起床后30~60分钟，此时已上完厕所排空膀胱，简单活动后，人也从睡眠中逐渐清醒。除此以外，我需要提醒大家的是，一定要在吃降压药前测，这样才能真实反映药物疗效，甚至比吃完药去医院测量更准确。早上血压的监测，对清晨高血压控制尤为重要。晚上测时，建议在吃完饭、服完药，快入睡时进行。

（2）频率方面：经常有患者告诉我，他们每天都测血压，而且一天测好几次，血压稍微高点就心里发慌。这也未免过于小题大做了，这样还能够好好生活吗？其实，不同的人需要检测血压的频率不同。初诊患者、正在调药或血压处于波动期的高血压患者，每天早晚各测一回血压，连续测5～7天即可，这能为医生调整方案提供帮助；其次，血压控制较平稳的患者，一周只需测量其中一天的早晚血压值；再次，健康人群一年测1～2次血压即可。此外，当出现头晕、头痛等不适时，也建议增加测量次数，以便知道到底是高血压还是低血压引起的。

（3）姿势方面：测血压时，无行动障碍者应坐着，最好选有靠背的椅子，在椅子上放松休息至少5分钟后再测血压，不然可能会受到测量前的一些因素的影响。测量的关键是，要将捆绑袖带的上臂放在桌子上，捆绑袖带处与心脏保持在一个水平线上，两腿放松，自然落地。需要提醒的是，在给卧床患者测血压时，要么让他们坐在床上，要么让他们平躺着，不能半躺着，那样会让身体比较紧张。平躺着测血压时，要注意胳膊放平，外展成45°，保证和心脏平行。有体位性高血压或低血压的人，应分别测量坐式血压和卧式血压，但不能将坐式血压跟卧位血压相提并论，应分别比较。

（4）测量取值：我一般建议大家在测血压时，每次要测3个血压值，两两之间间隔1～2分钟。由于第一次的血压值多数情况下偏高，建议去掉，取后两次的平均值。如果同时测量了两个胳膊的血压，且血压值不一样，建议记录较高的血压值。由于活动较少，不存在"白大衣高血压"（在医生诊室测量时血压升高）现象等原因，在家自测血压的标准值应为135/85毫米汞柱，比诊室标准低5毫米汞柱。家庭血压测量持续高于135/85毫米汞柱，提示有高血压的可能。

（5）结果记录：一份好的血压记录，能让医生一目了然地知道你的血压变化情况，并据此调整方案。现在部分电子血压计已有数据储存和打印功能，可直接打印测量结果。如果没有该功能，建议大家将结果完整地记录在笔记本上。具体内容应包括：测量日期和时间、收缩压、舒张压、脉搏，如果有特殊情况下（如头晕）的血压值，也应记录。下次就诊时，可提供给医生做参考。医生能够越多地了解你的情况，也就越能对症下药。

以上事项都注意到了，家庭血压的测量就一定能够测出准确的结果，为我们治疗高血压提供很好的参考依据。

03 ||| 测压计的选择和检测

　　我们当今社会的商品种类十分丰富，导致许多朋友在面对测压计的选择时不知所措。一个好的测压计能够让我们的血压测量更准确，是我们的健康信息顾问。

自用测压计的选择

　　我们寻常买东西都讲究"货比三家"，而家庭自用测压计是为我们健康保驾护航的重要物件，更加不能随随便便地购买，那么自测血压用何种血压计呢？

　　我曾经遇到过有患者朋友认为电子血压计测量的结果每次都不一样，所以不准，因此他们更愿意相信水银血压计。那真的是这样吗？

　　目前市面上的电子血压计有半自动式和全自动式两种，手动充气者为半自动式，不需手动充气者为全自动式，这两种的区别不是很大，都可以选用。

　　另外，根据袖带充气加压部位的不同，分上臂式、手腕式与指套式。上臂式电子血压计可靠性较好，推荐使用。手腕式因低于心脏水平，而指套式受动脉弹力回波的影响明显，致使血压测量不够准确，其手腕、手指同上臂的血压测量值相差较大（10毫米汞柱），不适于患高血压、糖尿病、高脂血症等动脉粥样硬化或末梢循环障碍的患者。从严格意义上讲，所谓"指套式血压计"仅能称作为"指端脉搏压力计"，"腕式电子血压计"又被称为"腕动脉脉搏压力计"，故后两者不推荐使用。

　　无论国内还是国外，已经进入医疗卫生领域并得到医学界认同的"电子血压计"，都是采用袖带法，在上臂肱动脉处进行测量的。按照英国高血压协会（BHS）推荐仪器设备评级标准，A级为80%的测量值误差<5毫米汞柱，90%的测量值误差<10毫米汞柱，95%的测量值误差<15毫米汞柱。目前市售的经过计

量部门检测过的上臂式电子血压计都能达到A级标准，并且国际上已有大型临床试验采用电子血压计来测量、观察血压的变化。这些国际标准制定得相对比较合理，是有价值的参考信息。

2010年《中国高血压防治指南》指出：自测血压时提倡使用经国际认证的上臂式电子血压计。国际认证的标准有英国高血压学会（BHS）、美国仪器协会（AAMI）、欧洲高血压学会（ESH）制定的，所以只要是有以上学会认证的电子血压计都是准确的，值得信赖的。

自用测压计的检测

许多高血压患者朋友的家里都常备血压计。有些血压计都买了十几年了，一直用着好好的，或许从来没有想过血压计需要校准和维修。如果血压计测量结果总是有误差，或者万一使用的是计量不准确的血压计，造成本身血压高却没能检测出来，或本身血压并不高，测出来却偏高了，那就会引起很多麻烦，甚至还有许多危险。那么血压计到底要不要校准？血压计如何做校准？应该到何处校准？

其实，对于家用血压计，需不需要检测、多长时间检测一次，国家并没有相关的规定。然而，血压计做年检是很有必要的。因为血压计质量不一，水银也会发生氧化、挥发，而且如果使用方法不当，也会造成测量不准确，所以建议大家，家里使用的血压计一年检测一次。因为血压计这个东西，不像电视冰箱一样，出了问题立马就能发现，如果不检测，你就不会知道它告诉你的健康信息有问题，那时候，健康信息顾问就变成了健康问题"帮凶"了。

血压计在使用期间需根据说明书定期校准，以保证准确度。具体如何校准、去哪里校准等问题，可咨询血压计厂家。家里常用的是电子血压计，可采用医用水银柱式血压计帮助校准。判别电子血压计是否准确的具体操作步骤如下：先用水银柱式血压计测量血压。休息3分钟后，用电子血压计测量第二次。然后再休息3分钟，再用水银柱式血压计测量第三次。取第一次和第三次水银柱式血压计测量的平均值，与第二次用电子血压计测量值相比，差值一般小于5毫米汞柱。

很多商家都会在卖血压计的时候提供校准服务，所以在购买血压计时，建议大家问清楚相关的校准事宜，如果无法提供校准服务的，建议别买。测血压时，如果出现血压值连续几天变高或者变低，就应怀疑血压计是否出了问题或者电池出现了问题，及时校准、更换电池或者及时充电对保证血压计的准确性很重要。

04 ||| 24 小时动态血压检测

> 正是因为血压这个"调皮的家伙"无时无刻不在变动之中，所以我们单次测量得到的血压值对于诊断高血压来说还有些不够，我们需要一种好方法来帮助我们全面了解身体的血压状况，24小时动态血压检测就是很好的选择。

24小时动态血压检测是什么?

通常人们测得的血压值我们称之为"偶测血压"，这个名字也体现了这次的结果具有一定的偶然性和局限性：有的人在测量时由于心情紧张、情绪波动、进食、吸烟喝酒等因素，造成血压读数偏离他们平时应该有的结果。它只能代表被测者当时的血压状况，而不能反映全天的动态血压变化趋势。

24小时动态血压监测（ABPM）就很好地解决了这个问题，具体方法是让受检者佩带一个动态血压记录器，回到日常生活环境中自由行动，仪器会自动按设置的时间间隔进行血压测量，提供24小时内多达数十次到上百次的血压测量数据，为了解患者全天的血压波动水平和趋势，提供了极有价值的信息。它实质上就是为我们的血压水平安装了一个"监视器"，时刻关注血压的"一举一动"，让我们能够完全掌控住它的波动变化。

24小时动态血压检测有什么优势

动态血压与偶测血压相比，有如下优点：一是去除了偶测血压的偶然性，避免了情绪、运动、进食、吸烟、饮酒等因素影响血压，较为客观真实地反映血压情况；二是动态血压可获知更多的血压数据，能实际反映血压在全天内的变化规律；三是对早期无症状的轻度高血压或临界高血压患者，提高了检出率并可得到及时治疗；四是动态血压可指导药物治疗，在许多情况下可用来测定药物治疗效果，帮助选择药物，调整剂量与给药时间；五是判断高血压患者有无靶器官（易受高血压损害的器官）损害，有心肌肥厚、眼底动态血管病变或肾功能改变的高血压患者，其日夜之间的差值较小；六是预测一天内心脑血管疾病突然发作的时间，在凌晨血压突然升高时，最易发生心脑血管疾病；七是动态血压对判断预后有重要意义，与常规血压相比，24小时血压高者其病死率及第一次心血管病发病率，均高于24小时血压偏低者，特别是50岁以下、舒张压<105毫米汞柱、以往无心血管病发作者，测量动态血压更有意义，可指导用药，预测心血管病发作。

24小时动态血压检测的注意事项与临床应用

在这里提醒大家以下检查注意事项：①检查者应穿比较宽松的衣服；②袖带固定不宜过紧或过松，应遵照高血压测试标准中规定的方法；③使用柯氏音法时，应注意准确无误将感知探头固定于上肢肱动脉搏动明显处；④受检者在监测过程中不可以随意移动袖带，以免袖带松动或脱落；⑤受检者在每次记录器自动测量过程中（袖带充气和放气过程），上肢应绝对保持静止放松状态，这对获得准确的血压读数极为重要。

动态测压可以设置频度，如果间隔太久，数据不够多不足以说明问题，如果间隔太短，又会给人一种整整24小时都在"配合"这个测量仪的感觉。测量频度还要考虑到血管在长时间或频繁受压的情况下会有反抗效应。此外还有一个问题，夜间测量过密会影响患者睡眠，特别是睡眠浅的朋友。推荐的方案如下：6:00—22:00测量时间间隔可以短一点，每30分钟1次，22:00以后测量时间间隔应该长一点，每60分钟1次。

24小时动态血压检测在临床上有十分重要的作用，医生可以根据检测结果，为患者朋友量身定制，选择最合适的治疗方案。患者朋友自己可以观察药物对某一特定时间内血压升高的治疗效果，有助于调整治疗方案。

PART 5

高血压就诊指南

　　对于高血压患者朋友来说，与医院打交道是少不了的，不过我们到医院并不仅仅是走进去、拿着药就出来这么简单，要想真正呵护健康，赶走疾病，还有许多需要注意的地方。

01 ||| 挂号与首诊科室的选择

> 做好了挂号和首诊科室的选择，患者朋友才能放心地投入到病情的管理和治疗上，这些方面虽然都是小事，但是稍加注意就能够大大提高办事的效率，有时候还会起到十分关键的作用。凡事多留心，才能够事事都放心。

挂号也要有准备

大家都知道，去医院看病首先要做的是挂号，那么在挂号之前有没有充分准备就很关键了。许多年轻的朋友对此不以为然："挂号就挂号嘛，还准备什么，又不是打仗！"但实际上，我们就是去"打仗"，打一场健康保卫战。

尽管当前社会，医患关系有一些紧张，但作为一名从业人员，我可以向大家保证，所有医院和医生都希望能尽快解决患者的问题，希望能够为患者提供便利。在今天这个网络时代，患者朋友挂号的方式也有了多样化的选择，各种各样的互联网和移动互联网工具的投入使用，让患者朋友节省了大量排队挂号的时间，一些难得的号源也有了更公平的方式让大家获取。更重要的是，这种网络化的预约方式可以具体到某一个时间段，能让患者朋友更自由地安排自己的时间。

网络平台、电话预约、现场预约都是可选的，有些医院还开通了微信平台和支付宝平台预约挂号，例如微信平台可以从"微信"→"钱包"→"城市服务"→"挂号平台"路径挂号。有些医院还开发了自己的APP，如果经常前往就医不妨在自己手机上下载一个。

预约挂号也有一些小窍门，可以让大家的就诊更满意更便捷：首先要注意医院号源放出的时间，这和火车票放票的道理是一样的，提前知道放号时间可以得到自己中意的号源；其次是有些预约方式只限于持有该院就医卡或诊疗卡的朋友，第一次就诊的朋友可能要提前选择其他方式；最后是时间和地点的留意，不同的预约方式有不同的有效时间，如提前一周等，还有些医院有不同的院区，要看清楚离自己最近的是哪个。如果成功预约挂号了，就尽量不要失约，有特殊情况也要提前取消，不然就会浪费医生的时间。

首诊要选心内科

高血压患者朋友要挂什么科的号呢？医院里并没有"血压科"这个科室，"血液科"倒是有，不过不是高血压患者朋友合适的选择。因为发现自己血压升高，并不意味着你就得了高血压，有可能是其他原因引起的血压升高，所以第一次就诊的高血压患者，我建议最好选择正规大医院的心内科。心内科的专科医生对于诊断高血压已经有丰富的经验，也有明晰的诊断思路，可以大大降低高血压的误诊、漏诊等情况；此外，心内科的医生还能辨别你是原发性高血压还是继发性高血压，它们的治疗思路和方法是完全不同的。

有时候医生会让患者去进行心脏彩超、心电图、眼底检查等项目，有些患者就疑惑不解了："我不是血压高了吗？查这些项目做什么？检查费还不便宜，不会是坑钱的吧？"每次遇到这样的疑问我都哭笑不得，国内的医疗资源总体而言是比较紧张的，患者多，医院和医生少，根本没有那么多资源来"坑"患者。做这些检查是为了确认你是哪种类型的高血压。大多数患者朋友都是原发性高血压，不过一名受过严格训练的专科医生不仅仅要看你血压检测的数值高低，了解你的家族病史、吸烟史，还要判断你发生心血管事件的危险性，所以才让你做那些看起来没什么用的检查。

还有些患者会问，我是挂普通号还是专家号呢？如果是首诊，我还是建议大家挂专家号，虽然贵点儿，但是可以对你进行一次全面系统的检查，对你的病情有个全方位的了解，从而可以为你制定一套个性化的治疗方案。但如果你的血压控制比较稳定了，只是常规性地复诊取药，那就完全没必要挂专家号，而且也会耽误专家的时间，浪费医疗资源。不过，如果遇到一些特殊情况（如头痛、血压波动大、胸闷不适、手术或妊娠期间）或者出现危急症状（如高血压脑病），或者是病情失控，出现复杂化或者恶化，那还是要挂专家号才能够放心。

02 ||| 基本问诊与检查

> 高血压是一种复杂的综合性疾病，所以到了医院里，医生的问诊和检查有些时候基于病情的复杂程度，也会有所不同。这一节我们就来聊一聊这些基本问诊与检查，看完以后就不要抱怨医生问得太多或者检查项目太多了哟。

高血压的基本问诊

高血压的问诊一般有以下几个方面。

（1）所有医生首先都是以阳性体征（血压升高）为准、起病急缓、可能的病因及诱发因素开始问起，如果先后出现了几个症状，医生还会询问和记录。

（2）医生还会关注患者朋友的首要症状及其独特之处，比如头疼、头晕、耳鸣、心悸气短、失眠、肢体麻木等各种高血压的症状发生的部位、性质、持续时间、水平、缓解或加重的因素、伴随症状。这部分是为了更有针对地制定治疗方案，不问这些的医生是不负责任的。

（3）病情的成长及转变。患病过程中首要症状的发生、变化，如病变部位、性质、水平等的转变及浮现新的症状，这种病情变化的过程每个人都不尽相同，所以有必要了解一下。

（4）诊断与治疗经过。患者于本次就诊前已经接受过的检查和治疗，包括检查时间、检查方法、成果及诊断，治疗时间、剂量、疗程、治疗效果。这里有必要提一句，有些患者会觉得我明明之前做过这项检查，为什么这家医院不认可，要让我重新做呢？这有两种情况，一是这项检查可能会随时间而出现变化，二是此前检查的医院资质不够，医生担心检查结果不够可靠，三甲医院通常不会认可社区医院的检查结果。

（5）有意义的阴性体征。有的患者朋友身上没有出现高血压应该浮现的伴随症状（比如头疼、头晕、耳鸣、心悸气短、失眠、肢体麻木等），医生对这个也会留意并仔细记录，可作为辨别诊断的重要依据，有时候可以诊断为非高血压。

（6）一般情况的询问。医生大多会了解患者病后的精力状态、身体的力量状态、进食要求及饭量的转变、睡眠与大小便、出汗情况和体重下降情况，这些情况可以让医生全面评估患者的预后，确定采取什么辅助治疗措施，这对高血压问诊是十分重要的。此外还有婚姻史、家族病史，如果是女性还会问生育史、月经史。

高血压基本检查的必要性

我们在门诊过程中，经常有患者问这样一些问题："医生，我就血压高点儿，没啥事儿吧？""高血压检查还要查尿、查心脏、查眼睛？""测个血压不就行了？还整这些奇奇怪怪的检查干什么？""我上次来查过了，这次为什么还要查？"

其实，医生建议患者做的检查，都是为了更全面地了解患者的情况，发现藏在患者体内的隐患，这对于后期治疗方案的制定十分重要。

很多高血压患者在日常生活中并没有什么不舒服的感觉，但如果患者朋友已经感觉到了相关器官损伤的明显症状，那往往说明病情已经处于并发症的"中晚期"，这就有些"为时晚矣"。所以，为了尽早发现并及时阻止并发症的发展，定期的实验室和影像学检查是十分有必要的。那么哪些检查对高血压患者来说最有用呢？

高血压需要做哪些基本检查

我们首先看看要做的基本检查。基本检查是为了在早期就筛查出因无症状而被患者忽视的严重并发症。我建议每个高血压患者在确诊后，最少每年检查一次。

首先是血液检查：包括肌酐（早期发现肾功能损伤）、尿酸（早期发现是否合并代谢综合征中的痛风）、血脂、血糖和电解质。最后三项值得说一说，血脂异常是高血压发生心血管意外的重要危险因素，也是常见危险因素。一旦发现异常，需要及时通过运动和（或）药物调节，而且由于血脂异常没有症状显现，必须通过化验血才能发现。18%的高血压患者合并糖尿病，高血压与糖代谢异常并存将使心血管病的死亡率增加2～8倍，而糖尿病早期也没有明显症状，必须通过化验才能发现。查电解质是因为降压药物中有很多物质会引起血电解质紊乱，严重的电解质紊乱甚至会直接导致死亡，因此高血压患者必须定期检测血电解质。

其次是尿液检查，尿蛋白和尿红细胞增多是肾功能损伤最常见的表现，为了早期发现肾功能的损伤，尿常规是最经济的筛查方法。

再次是心电图检查和超声心动图，前者可以早期发现心脏损伤，后者是因为长期高血压会导致心脏结构改变，最常见的是左心室肥厚，超声心动图可以观察心脏结构及病变，是最直观且较经济的检查。

最后是眼底检查，除了早期发现眼底损害以外，还可以通过眼底血管改变的情况，预测其他部位的血管病变程度。

总之，医学是非常严谨的，就算是高血压也需要做很多相关的检查，并不是你想象中单纯的测量血压就够了。

03 ||| 检查是否为继发性高血压

> 　　在前面章节中我们提到了，原发性高血压大约占高血压患者总数的90%，而剩余10%的高血压患者与原发性高血压患者不同，他们有着明确的病因，高血压只是其他病症的表象，一旦找到并消除病因，高血压也会随之消失。

　　当你的身体出现以下几种信号时，就应该警惕是不是患了继发性高血压，并尝试找出其病因，让身体早日恢复健康。

　　（1）常规检查显示患者有引起高血压的病因。

　　（2）儿童、青少年或35岁以下成年人罹患高血压。

　　（3）中度或者重度高血压患者，在医生指导下认真坚持服用足量降压药的情况下，血压仍然居高不下。

　　（4）两上肢血压差别明显或者上肢血压明显高于下肢血压。

　　（5）高血压的进展比较快。

　　继发性高血压喜欢藏身于肾脏、内分泌系统、主动脉、颅脑这几个部位，下面我们就对其逐一进行分析。

肾脏

　　乍一听，肾脏好像和高血压并没有任何关系，实际上，肾脏是调节血压的重要器官。人体通过肾脏产生尿液把体内的毒素和废物排出，并兼有调节人体内的水、电解质平衡的功能，肾脏的病变会导致稳定血压的机制遭到破坏，高血压也就随之而来了。诱发高血压的肾脏病变有肾实质病变和肾动脉病变，因肾实质病变而罹患高血压的患者占所有高血压患者的5%，其数量仅次于原发性高血压患者，因肾动脉病变而罹患高血压的患者占高血压患者总数的1%～3%。

　　肾实质性高血压可以分为容易依赖性高血压和肾素依赖性高血压两种类型。容易依赖性高血压是指肾脏实质性病变后，肾脏排泄水、盐的能力减弱，就会出现水钠在体质潴留，血容量增多，血压升高。这一类型的高血压可以使用利尿剂，通过增加尿液的排出，限制水、钠的潴留，达到降低血压的目的。肾素依赖性高血压是由于肾脏疾病导致肾素的释放量增大，血管紧张素的活性增加，诱发全身小动脉血管壁收缩而导致的血压升高。此类高血压不能靠利尿剂进行控制，而应该用血管紧张素转换酶抑制剂来进行降压治疗。

　　肾实质性高血压是最常见的继发性高血压，血压升高往往难以控制，以青少年高血压患者居多，常常是造成高血压急症的重要原因。在对高血压患者进行初步诊断的时候，应该进行尿常规的检查，排查是否为肾实质性高血压。

　　肾血管性高血压也是一种较为常见的继发性高血压，多为肾动脉狭窄引起的。肾动脉狭窄导致肾脏的血流减少，肾素-血管紧张素系统活性增高，引起血压的升高，导致肾动脉狭窄患者罹患高血压。能够引起肾动脉狭窄的原因很多，常见的有动脉粥样硬化、大动脉炎、肌纤维发育不良等。老年患者多为动脉粥样硬化而导致的肾动脉狭窄，而年轻人常见的病因是大动脉炎和肌纤维发育不良。

　　肾血管性高血压单纯使用药物进行治疗，是很难将血压控制在理想状态的。有时候在联合用药的情况下，仍不能控制血压的升高。即使药物治疗有效果，也仅仅起到控制血压的作用，并不能解除肾动脉狭窄，可谓治标不治本。治疗肾血管性高血压，一定要从根源开始，纠正狭窄，恢复和维持肾动脉开放通畅，从而达到控制血压的目标。

内分泌系统

　　内分泌性高血压是指由于内分泌组织增生或肿瘤导致的多种内分泌疾病，其相应激素如儿茶酚胺、皮质醇等分泌过多，导致机体血流动力学改变而造成的血压升高。它可以隐藏在肾上腺、垂体、甲状腺、甲状旁腺等多个位置，比较常见的内分泌性高血压有原发性醛固酮增多症、嗜铬细胞瘤、库欣综合征等。

　　原发性醛固酮增多症的特点是血压越来越高，血钾越来越低。醛固酮的主要作用是促进体内钾离子从尿液中排出来，同时减少钠离子和水分的排出，调节体内的水-电解质平衡。当醛固酮的分泌增多时，血液中钾离子的浓度下降，钠离子和水分的排出减少，水、钠潴留，血压随之升高。所以醛固酮增多症患者在疾病的早期就会出现高血压，此时血压处于可控状态，但是随着病情的发展，血压会越来越高，降压药的作用逐渐下降。低血钾也是其重要特征，患病早期患者的血钾可能还在正常水平，随着疾病的发展血钾会越来越低。此外，由于长期失钾，会导致肾脏发生病变，患者会出现烦渴、多尿、夜尿等症状。原发性醛固酮增多症最常见的病因是肾上腺皮脂腺瘤、单侧或双侧肾上腺皮质增生，怀疑患有此病的患者可以进行CT/MRI检查，以便确诊。

嗜铬细胞瘤是由嗜铬细胞形成的肿瘤，在胚胎时期，嗜铬细胞的分布和交感神经节相关，在胚胎成熟后，绝大部分嗜铬细胞退化，残余的部分形成了肾上腺髓质。所以，80%以上的嗜铬细胞瘤都发生在肾上腺髓质。90%嗜铬细胞瘤为良性肿瘤，约90%为单侧单个病变。嗜铬细胞瘤释放儿茶酚胺作用于肾上腺素能受体，会使患者出现持续性或者阵发性的高血压，情绪激动、体位改变、创伤等都可能会诱发血压急剧升高，并伴随着全身大汗、心悸、恶心等症状，有时甚至会出现心力衰竭和心脑血管意外。嗜铬细胞瘤一旦确诊并定位，应及时切除肿瘤，75%的嗜铬细胞瘤患者在完全切除肿瘤后血压会恢复到正常水平，剩余的25%患者在手术后仍需用药物调节血压。

库欣综合征也被称为是皮质醇增多症，是由于各种原因引起肾上腺皮质激素分泌过量糖皮质激素所致病症的总称。由于肾上腺皮质激素会增加外周血管阻力，还会让多余的水、钠在体内潴留，所以有74%～87%的库欣综合征患者有高血压。由于水、钠潴留是库欣综合征引发血压升高的主要原因，所以在治疗此类继发性高血压的时候，首选利尿剂。如果使用利尿剂控压效果不够理想，可以加入其他降压药实施联合用药治疗。当然，最重要的还是要医治库欣综合征的源头，在通过手术切除病灶后，绝大多数患者的血压都会有明显的下降。

主动脉

主动脉缩窄是一种较为常见的先天性心脏大血管畸形，男性患者多于女性患者，占全部先天性心脏病的5%～8%。主动脉缩窄虽然是先天性的，但是却并不是儿童高血压的主要原因，事实上患有主动脉缩窄的患者在儿童时期血压往往处于正常水平，到了成年时期，血压才开始逐渐升高。成人主动脉缩窄患者在体检时可以发现自己的上肢血压升高，上肢血压比下肢血压要高出20～30毫米汞柱。主动脉缩窄的形成因素至今还没有完全明确，但是这种病现在已经可以做出明确的诊断，基本上可以认为是一种可以根治的疾病。

04 ||| 高血压对靶器官的损害

高血压是慢性病，其症状也会因人而异，很多高血压患者在患病早期可能并没有什么症状，还有一些高血压患者觉得自己是老毛病不足为患，这些都会造成大家对血压升高的忽视。其实高血压本身并不可怕，但是高血压导致的各种并发症对人体的危害确是非常可怕的。

医学上把某种疾病或者某种药物专门影响、针对的器官称为靶器官，我们的心脏、血管、颅脑、肾脏和视网膜就是高血压的靶器官，如果任由血压持续升高，势必会对这些重要的器官造成损害。

高血压对心脏的危害

高血压对心脏的危害主要体现在两个方面，一个是对心脏本身的损害，另一个是对心脏血管的损害。

对心脏本身的损害表现为，血压升高后，为了将血液射入周围的血管，心脏在收缩时需要承受更大的压力。如果我们不能通过外部调控把血压降下来，那么心脏就会进行自我调节，以便在射血的时候不再那么"吃力"。在进行一段时间的自我调节后，心脏尤其是左心室会变大变厚，我们称之为左心室肥厚。另外，身体处于高血压状态下，会让心脏也超负荷地工作，长此以往会使心脏疲劳得无法代偿，出现心力衰竭。

对心脏血管的损害主要体现在高血压损害心脏的冠状动脉。高血压是引起冠心病的重要因素之一，近年来由高血压病而引发冠心病的发病率明显上升，大约20%的冠心病患者是由于高血压引起的。冠心病是由于供应心脏血液的冠状动脉发生了粥样硬化所致，会导致冠状动脉管腔狭窄，心脏供血不足，进而出现胸闷、憋气、心绞痛、心肌梗死、猝死等一系列严重后果。

高血压对颅脑的损害

颅脑是最易受到高血压影响的靶器官，高血压容易引起脑血管意外，即脑卒中。脑卒中是一种突然起病的脑血液循环障碍性疾病，分为缺血性脑卒中和出血性脑卒中两种类型，有近一半的脑卒中是高血压所引起的。

和心脏一样，我们大脑中的血管在长期高血压的作用下同样会出现粥样硬化，导致大脑供血不足，形成缺血性脑卒中，我们还称之为脑梗死。动脉越细，血压对它的影响就会越大。细小的动脉因粥样硬化而导致脑梗死发生时，患者往往没有什么症状出现，较大的血管发生梗死时，就会发生偏瘫、失语、感觉障碍等症状。动脉发生粥样硬化后，部分动脉血管壁的韧性会降低或发生坏死，当血压出现较大起伏时，这些动脉血管壁就可能破裂，造成出血性脑卒中。根据出血部位的不同，可以分为脑出血和蛛网膜下腔出血。脑出血是脑内动脉破裂，血液溢出到脑组织内；蛛网膜下腔出血是脑表面或脑底部的血管破裂，血液可能会直接进入蛛网膜下腔，引发剧烈头痛，出血量过多时会丧失意识。

脑卒中是一种高致残率和高死亡率的脑部疾病，不管是缺血性脑卒中还是出血性脑卒中，都会对大脑造成不同程度的损伤，严重者还会危及生命，大多数患者在治愈后还会留下很多的后遗症。高血压是脑卒中最主要的诱因，所以高血压患者一定要重视对脑卒中的预防。

高血压对肾脏的损害

当血液流经肾脏的时候，血液中的废物、多余的水和钠都会形成尿液排出体外。肾脏1分钟可以过滤1升左右的血液。肾脏是由无数个"肾单位"组成的，每一个肾单位又是由肾小体和肾小管组成，肾小体又可以分为肾小球和肾小囊。肾小球是由许许多多的毛细血管组成的球状组织，是一个血管球，而肾小囊与肾小管相通，是形成、浓缩、收集尿液的部位。

高血压患者如果不注意控制自己的血压，5～10年的时间就有可能出现肾小球动脉硬化。当肾小球动脉管腔变窄或闭塞时，又会出现肾实质缺血、肾小球纤维化、肾小管萎缩等问题，严重者甚至会发展成为尿毒症。肾脏和血压的影响是相互的，高血压患者应该尽量将血压控制在130/80毫米汞柱以下，以减少血压升高对靶器官的损害。

05 ||| 血压稳定也要复查吗

高血压是一种需要长期护理的疾病，但很多患者朋友不明白的是："为什么我的血压已经稳定下来了，还要这么麻烦地去复查呢？"这一小节就和大家谈一谈高血压定期复查的三大理由。

众所周知，高血压患者需要定期进行复查，但患者复查不是坐在那里量量血压那么简单，复查内容还包括心电图、X线胸片、24小时动态血压、肝肾功能、血尿酸、血脂、超声心动图等。对于那些血压已经稳定的患者来说，他们觉得这样的复查又麻烦又费钱，心里觉得"太不划算"了。

高血压患者定期到专科医生那里复查的理由：首先，通过复查，医生可以知道患者的血压情况，明确目前的药物对该患者是"不足"还是"有余"，并斟酌是否需要调整药物的剂量和类型；其次，有些降压药会导致患者出现头痛、下肢水肿等不适，复诊时医生可以有针对性地进行处理；最后，经过定期复查，医生可以了解患者的周身情况，如心、脑、肾、肝功、血常规等，并可对治疗方案进行适当的调整，例如心电图、超声心动图可以了解患者心肌有无肥厚、缺血和心功能的情况，X线检查可以了解有无心脏扩大、动脉硬化的情况。

血压虽然稳定，但血压的波动不可能静止下来，它随时有可能复发，所以定期复查是十分必要的。由于患者的疾病状况是随时可以变化的，所以治疗药物不可长期一成不变。经验表明高血压患者即使血压稳定了，也需要定期复查。

一般来说，对于初诊患者在全面检查并且开始用药之后，需要每周复查，以明确降压效果。血压降至正常水平，并且保持平稳后，还是应该每1~3个月复查一次，随后可以每隔半年复查一次。血压波动明显者则要每个月复查一次，以调整药物达到最佳的治疗效果。如果有必要，还需要进行24小时动态血压监测。

PART 6

//////////////

明明白白用药

//

　　随着现代医学的不断发展，我们已经从对高血压无计可施的时代，步入研发出众多降压药并相继应用于临床的时代。降压药的种类很多，其降压机制也有所差异，了解手头的降压药，才能更好地参与治疗。

//

01 ||| 认识你手上的降压药

随着抗高血压药物的不断出现和改进，医生和患者都开始越来越重视如何正确选择抗高血压药物。对于高血压朋友来说，能够有效控制血压并可以用于长期治疗的降压药物就是好药。

目前，用于治疗高血压的药物主要有以下几类：降压利尿药、β 受体阻滞剂、α 受体阻滞剂、钙拮抗剂、血管紧张素转换酶抑制剂（ACEI）、血管紧张素 II 受体拮抗剂（ARB）以及一些复方制剂。

降压利尿药

降压利尿药是降压药的老前辈了，它的原理非常简单，如果水管中的压力过大，我们把里面的水放掉一点就会减少水压。同样的道理，利尿剂通过影响肾小管的再吸收和分泌，促进电解质和水分的排出，从而达到降压的效果。利尿剂分为噻嗪类利尿剂、袢利尿剂以及保钾类利尿剂。

我们常用的氢氯噻嗪片就属于噻嗪类利尿剂，它通过作用于肾皮质集合系统和促进远曲小管前段对钠、氯的排泄来实现利尿和血压调节，适用于心力衰竭、老年高血压以及单纯收缩期高血压。呋塞米片属于袢利尿药，它的效果比噻嗪利尿剂更胜一筹，适用于肾功能不全以及心力衰竭者。螺内酯片属于保钾利尿剂，它通过钠钾交换，与集合管内的醛固酮受体结合，拮抗排钾潴钠功能，从而达到保钾利尿的效果。降压利尿药是老牌降压药，价格便宜，降压效果明显且温和。

β 受体阻滞剂

β 受体阻滞剂是一种保护心脏的好药。它能选择性地与 β 肾上腺素受体结合，从而拮抗神经递质和儿茶酚胺对β受体的急动作用。β受体阻滞剂能够改善心肌重塑，适用于心率过快、心绞痛、心肌梗死的患者。

常见的β受体阻滞剂有非选择性β受体阻滞剂普萘洛尔片，选择性β受体阻滞剂美托洛尔（倍他乐克）、比索洛尔，兼具α受体阻滞作用的卡维地洛片（达利全）。由于β受体阻滞剂有降低心率的功效，所以心跳本来就慢的患者不宜使用。另外，因为缺乏循证科学的依据，如果没有并发症，并不推荐β受体阻滞剂作为首选的降压药。

α受体阻滞剂

α受体主要分布在人体的外周血管，神经末梢释放儿茶酚胺，作用在α受体时，就会导致血管收缩，血压升高。α受体阻滞剂可以阻滞相应的神经递质及药物与α受体结合，使收缩的血管放松，血压就会有所下降。

与β受体阻滞剂一样，α受体阻滞剂也有选择性和非选择性制药。临床上比较常用的是选择性α$_1$受体阻滞剂，比如哌唑嗪、多沙唑嗪、特拉唑嗪。非选择性α受体阻滞剂同时作用于α$_1$受体和α$_2$受体，除了有加压作用外，还会导致心跳加速。α受体阻滞剂很少作为降压药物单独使用，我们常常会在联合用药时看到它。非选择性α受体阻滞剂不常用于高血压治疗，多用于嗜铬细胞瘤引起的继发性高血压。

钙拮抗剂

钙拮抗剂也叫钙通道阻滞药，它作用于外周血管壁的钙离子通道，使血管壁的平滑肌无法正常收缩，外周血管的阻力降低，血压就随之下降；它正作用于心脏的钙离子通道，降低心脏的收缩功能，减少心排出量，以达到降血压的效果。根据药物分子结构和钙通道作用位点的不同，钙拮抗剂可以分为二氢吡啶类和非二氢吡啶类。常见的二氢吡啶类药物有硝苯地平、氨氯地平、尼卡地平等，常见的非二氢吡啶类药物有维拉帕米和地尔硫䓬。钙拮抗剂是高血压治疗中一种非常重要的药物，由于它起效迅速、降压幅度相对较强，所以成了临床应用最为广泛的抗高血压药物，我国有一半以上服药治疗高血压的患者在使用此类药物。

血管紧张素转换酶抑制剂和血管紧张素II受体拮抗剂

血管紧张素转换酶抑制剂是抗高血压药里的后起之秀，它的问世标志着一代心血管疾病治疗的风向标。血管紧张素II可以让全身小动脉收缩从而导致血压升高，与此同时还能促进醛固酮的分泌，通过保钠、潴水作用增加全身的血容量，加剧血压的升高。血管紧张素转换酶抑制剂通过阻断循环和组织中的血管紧张素转换酶的作用减少血管紧张素II的形成，从而起到显著的降压效果。

常见的血管紧张素转换酶抑制剂口服药有卡托普利、依那普利、贝那普利、雷米普利、福辛普利、培哚普利、西拉普利。此类药物适用于心力衰竭、冠心病、左心室肥厚，对中枢神经和代谢没有影响，副作用发生率较低，并可用于降低心脑血管疾病死亡风险的预防，能够有效降低病残率和死亡率。

血管紧张素II受体拮抗剂适应证和禁忌证与血管紧张素转换酶抑制剂基本相同，一般作为不能耐受血管紧张素转换酶抑制剂的替代选择。常见的血管紧张素II受体拮抗剂有氯沙坦、缬沙坦、替米沙坦、厄贝沙坦、奥美沙坦、坎地沙坦。

02 ||| 优化配置，联合用药

> 如果有读者朋友单纯使用一种降压药物就能取得良好的治疗效果，那么要恭喜你很幸运。但很多情况下，使用单一药物是不够的，这时候考虑使用两种或是多种药物进行联合控制就很重要了。

高血压联合用药优点

大家都喜欢简单的事情，单一药物能够解决问题固然是最好的，但有时候我们也会选择联合用药，那么联合用药有哪些优点呢？

首先肯定是增加降压效果，吃药的最终目的还是把血压降下来。降压药物联合应用可发挥协同作用，提高降压效果，增强疗效，使血压平稳下降，这种相生相克的道理我们中国人应该是很容易理解的。例如，利尿剂可以增加多种降压药物的治疗效果。

其次就是减少用药剂量，单一药物降压未必就是吃药少，联合用药未必就是吃药多，有时候种类虽然多了，但是几种药物共同发挥作用可以减少每种药物的剂量。

最后就是减少不良反应，是药三分毒，减少药物的不良反应是患者朋友的"福音"。联合用药可减少可能存在的剂量相关性药物不良反应，或者使不良反应相互抵消。例如利尿剂与β受体阻滞剂合用，不仅可增加降压效果，还可减少利尿剂所致的低血钾症，因此，可预防低血钾所引起的严重室性心律失常；利尿剂与钙通道阻滞剂（CCB）合用，不仅会增加降压效果，还可减少CCB所致的水、钠潴留现象。

联合用药的原则

高血压是一种多因素参与发病的疾病，单独应用一种降压药，只针对一个因素的治疗，效果较差或不理想是可以预料的。联合多种药物的治疗可以达到针对多种因素的作用，降压效果会更好，这在理论上是可以预期的。应该说，联合用药更加符合个体化用药、整体治疗、综合性治疗和合理用药的原则。

联合用药虽好，但是也要注意一个原则，任何事情都有原则，何况是吃药呢！联合方案的制定和具体药物的选择应该根据患者的个体特点和危险分层，包括危险因素、血压水平、血压升高的机制、靶器官的损害状态、并存疾病、降压药物本身的性能、患者对于具体药物的耐受情况及其经济状况等因素来综合考虑决定。

常用联合用药的方案

联合治疗现已成为高血压治疗的趋势，联合用药的主要目的在于强化降压治疗，使血压尽快有效达标。目前国际上对于联合用药已经形成了一些公认的有效方案，对此有一定的了解，也能让患者朋友在吃药的时候更放心。

我们目前常用的降压药物有6种：ACEI、ARB、CCB、利尿剂、β受体阻滞剂和α受体阻滞剂。如果服用一种降压药并不能达到理想的降压效果，则加用另一种不同作用机制的降压药比增大第一个药的剂量更合适，因为这样做可以允许不同的药理作用相叠加，而减少体内平衡代偿对血压下降的限制。意思就是假设一份甲种药物能够降压60%，但要达到80%的降压效果，需要三份甲种药物才行，这样的话甲种药物的不良反应起码也会高达三倍，此时如果用一份甲种药物+半份乙种药物就能够达到降压80%的效果。所以联合治疗时，各药剂量较小，还能够减少不良反应。

统计表明，一半以上的高血压患者需要服用两种以上的药物才能控制血压。在联合用药时，应注意选择治疗协同作用和相加作用，不良反应相互抵消，至少不良反应不相加的药物，同时考虑对合并其他疾病有利。

常用有效的药物联合方案是：①利尿剂+ACEI；②利尿剂+ARB；③利尿剂+β受体阻滞剂；④利尿剂+α受体阻滞剂；⑤二氢吡啶类CCB+ACEI；⑥二氢吡啶类CCB+ARB；⑦二氢吡啶类CCB+β受体阻滞剂；⑧β受体阻滞剂+α受体阻滞剂。

如何选用联合降压药物最重要的就是，应该根据患者的个体特点综合考虑决定。我在这里举几个常用的例子。

（1）甲状腺功能亢进或心动过速等交感张力较高的高血压患者以及血流动力学稳定的慢性心力衰竭、心绞痛、心肌梗死、快速型心律失常、妊娠或高肾素型高血压患者都宜考虑首选β受体阻滞剂与其他药物的联合。

（2）前列腺肥大或高血脂患者宜考虑首选α受体阻滞剂联合其他降压药物。

（3）充血性心力衰竭、老年高血压、单纯收缩期高血压、肾功能不全、水肿、低肾素型或盐敏感性患者宜考虑首选利尿剂联合其他降压药物。

（4）高肾素型高血压、充血性心力衰竭、心肌梗死后左室肥厚或扩大、糖尿病、糖尿病肾病、非糖尿病肾病、蛋白尿患者也可考虑首选ACEI（或ARB）联合其他降压药物。

（5）老年高血压、周围血管病、妊娠、单纯收缩期高血压、冠心病、心绞痛、颈动脉粥样硬化也可考虑首选二氢吡啶类CCB联合其他降压药物。

03 ||| 一定要知道这些急救药

高血压患者朋友平时最担心的莫过于高血压危象，一旦出现高血压危象，那么就需要采取紧急的治疗措施，而有些急救药也是所有高血压患者朋友必须有所了解的，这一节我们来聊一聊这个话题。

可怕的高血压危象

高血压危象是什么？它有哪些可怕之处？这些问题恐怕很多朋友还一无所知，高血压危象包括高血压急症及亚急症。高血压急症是指原发性或继发性高血压患者疾病发展过程中，在一些诱因的作用下血压突然和显著升高，病情急剧恶化，同时伴有进行性心、脑、肾、视网膜等重要的靶器官功能不全的表现。收缩压或舒张压急剧升高，无靶器官急性损伤者定义为高血压亚急症。

需要强调的是，靶器官损害而非血压水平是区别高血压急症与高血压亚急症的关键，所以并不是说血压飙升特别高就是急症，相对缓和一点的血压升高就是亚急症。患者血压的高低并不完全代表患者的危重程度，是否出现靶器官损害及哪个靶器官受累不仅是高血压急症诊断的重点，也直接决定治疗方案的选择，并决定患者的预后。在判断是否属于高血压急症时，还需要注重其较基础血压升高的幅度，它比血压的绝对值更为重要。

因累及器官的不同，高血压危象有不同的临床表现，除测量血压以确定血压准确性外，应仔细检查心血管系统、眼底和神经系统，关键在于了解靶器官损害程度，评估有无继发性高血压。

高血压危象要检查下面这几方面的症状：一是血压，舒张压高于17.3千帕（130毫米汞柱），血压突然升高；二是眼底视网膜病变，出血、渗出和（或）视乳头水肿；三是神经系统的表现，头痛、嗜睡、抽搐、昏迷，医生会评估患者的意识状态、有无脑膜刺激征、视野改变及局部病理性体征等；四是心脏，心脏增大可出现急性左心衰竭，患者会出现呼吸困难，肺部听诊可发现有无肺水肿；五是肾脏，少尿、氮质血症、尿毒症的表现，腹部听诊可发现肾动脉狭窄导致的杂音；六是胃肠道有恶心、呕吐。

高血压危象具体的诊断，需要专业的医生确定，常见的病包括慢性肾盂肾炎、肾动脉狭窄、嗜铬细胞瘤、皮质醇增多症。

高血压危象急救药

高血压危象急救药主要目的就是把血压降下来，但这分为不同的阶段。高血压急症降压治疗的第一目标是在30～60分钟内将血压降低到一个安全水平。但由于患者基础血压水平各异，合并的靶器官损害不一，这一安全水平必需根据患者的具体情况决定。除特殊情况外（缺血性脑卒中、主动脉夹层），建议第1～2小时内使平均动脉血压迅速下降但不超过25%，因为太急也会出问题，如果通过治疗血压急骤降低，缩小血管床的自身调节空间，可导致组织灌注不足和（或）梗死。

降压治疗第二目标是在达到第一目标后，放慢降压速度，加用口服降压药，逐步减慢静脉给药的速度，逐渐将血压降低到第二目标。建议在后续的2～6小时内将血压降至约160/110毫米汞柱，根据患者的具体病情适当调整。降压治疗第三目标是在第二目标的血压水平可耐受且临床情况稳定的情况下，在以后24～48小时逐步降低血压达到正常水平。

出现高血压危象时，时间就是生命，务必做好措施迅速降压，抢救患者，尽快使血压降至足以阻止脑、肾、心等靶器官的进行性损害，但又不导致重要器官灌注不足的水平。可选用下列急救药和紧急措施。

（1）硝普钠：30～100毫克，加入5%葡萄糖溶液500毫升，避光做静脉滴注，每分钟每千克体重用量为0.5～10微克，使用时应监测血压，根据血压下降情况调整滴速。

（2）二氮嗪：200～300毫克，于15～30秒内静脉注射，必要时2小时后 再注射。可与呋塞米联合治疗，以防水、钠潴留。

（3）拉贝洛尔：20毫克静脉缓慢推注，必要时每隔10分钟注射一次，直到产生满意疗效或总剂量200毫克为止。

（4）酚妥拉明：5毫克缓慢静脉注射，主要用于嗜铬细胞瘤高血压危象。

（5）人工冬眠：氯丙嗪50毫克，异丙嗪50毫克和派替啶100毫克，加入10%葡萄糖溶液500毫升中静脉滴注，亦可使用其一半剂量。

（6）对血压显著增高，但症状不严重者，可舌下含用硝苯地平10毫克，卡托普利12.5～25.0毫克，或口服哌唑嗪1～2毫克，可乐定0.1～0.2毫克或米诺地尔等，也可静脉注射地尔硫䓬或尼卡地平。降压不宜过快过低。血压控制后，需口服降压药物，或继续注射降压药物以维持疗效。

高血压危象的急救药物可以让人们更好地治疗高血压危象，高血压危象的患者还要积极地对症治疗，保持心情平和，这也有很好的辅助治疗作用。

04 ||| 服用降压药要遵循这些原则

> 降压药在高血压患者朋友们的生活中是必不可少的，但是用药最忌讳的就是盲目用药或者"吃错药"。

降压药选用原则

高血压因为是人群中比较普遍的疾病，目前市面上的降压药品种众多、五花八门，让人眼花缭乱，很多朋友不知道该如何选择适合自己的降压药。下面介绍降压药的选择原则，这对购买降压药的朋友们有一定的帮助。

（1）选药多效、少而精的原则。如患高血压又患前列腺肥大，就选用特拉唑嗪，哈乐等，一种药物对两种病都有效。

（2）有效治疗的原则。高血压的治疗要使血压降到可以接受的水平。世界卫生组织建议，老年人的血压应控制在140/90毫米汞柱为好，并且要保持稳定，才能起到预防并发症的效果，才算是有效的治疗。需要注意的是，血压测量一定要准确，如果动脉硬化比较严重，测得的血压可能不代表真实的动脉压。

（3）防治结合，要坚持一辈子的原则。高血压是终生性疾病，任何时候我们都不能掉以轻心。很多高血压患者都喜欢根据头昏等自己容易感觉到的症状来决定自己的用药，头昏时就吃降压药，症状一消失，就停止用药。这其实是非常危险的，因为有些患者的血压可能很高而没有任何症状。而且高血压并发症的发生，是一个由量变到质变的过程，所以在治疗高血压的时候，一定要注意坚持有效的用药，才能预防可能发生的并发症。

（4）不受市场广告性宣传干扰原则。治病的药物，有效就好，千万不要像追求时尚潮流一样，受市场宣传的影响。厂家为了卖出自己的商品，当然会说得很有吸引力，但具体到针对每个人，还真不一定有更好的效果，价格高也不意味着效果就好。

降压药服用原则

选好了药物之外，服用药物也需要一整套方案，这些药怎么吃是个大问题。对于需要长期服用降压药的高血压患者来说，对降压药的使用原则应该有个"知情权"，这样才能"知己知彼，百战不殆"。

（1）个体化原则。用药需因人而异。患者选择药物的根据通常包括自身血压水平、血压升高的快慢和水平，有无心血管危险因素，有无靶器官损害，有无心血管病、肾脏病、糖尿病等合并症等。患者绝不能用一种降压药"以不变应万变"。

（2）单种降压药物开始原则。虽然前面我们提过联合用药，这也是近几年流行的"鸡尾酒疗法"（几种药联合同时服用，每种剂量减少），但最开始降压治疗还是单种药物为好，给自己的身体一个适应期。

（3）最低剂量原则。在选用任何一种药物开始治疗时，均应使用最低剂量，以减少毒副作用。因为这些药物不是说吃一次两次就结束了，而是要长期服用，所以尽量在保证降压效果的前提下减小剂量，千万不要"贪多嚼不烂"。

（4）剂量调整原则。医生会根据药物疗效和患者自己的耐受情况，酌情增减药物剂量。每个人的情况都不一样，而且情况也随时在变动之中，不可能有一套服药方案能长期吃，应密切关注自己的血压情况和其他症状，适时调整。

（5）尽量选长效药物原则。服用药物的时候，要尽量选用一天服用一次，且具有24小时平稳降压作用的长效药物（如氨氯地平）。一天服一次，能让患者朋友们服药的依从性大大提高，因为如果一天要吃三次，恐怕很多人都难以坚持下来。此外，长效药物还能够更平稳地控制血压，保护靶器官，减少心血管病事件的概率。可持续24小时的降压药物标志之一是降压谷峰比值>50%，即给药24小时后仍保持50%以上的降压效应。

（6）不要轻易换药原则。有些朋友比较心急，吃了一种药不管用就立马换另一种，这种多次尝试不同药物的做法对身体没有好处，降压效果也堪忧。治疗无效时，应在药物应用达到充分剂量之后再决定一类药物的取舍，不要轻易放弃一种医生指定的药物。

（7）不要骤然停药原则。如果骤然停药或者突然停服某一种药物，有可能会引起血压反跳，导致心脑血管意外，这是十分危险的。长期服药后，身体已经适应这种药物水平，突然停用，身体就会反映出不适应。

05 ||| 降压药是不是越贵越好

俗话说："一分钱一分货"，这条"金科玉律"对于降压药来说是这样吗？

我们都知道，大多数高血压患者是需要终生服药的，因此药品的经济性往往成为大家首要考虑的因素，毕竟我们大多数家庭的经济能力有限，如果长期服用昂贵的降压药，那么必定给许多家庭造成不小的经济负担。但如果只选用便宜的，往往又会觉得对不住自己的健康，甚至有些老年人还会认为是子女不孝顺自己，不舍得在自己身上花钱。

选药不要只看价格

有这样的问题是因为有些患者朋友认为，贵的降压药一般生产成本比较高，所以它的有效性和安全性可能比稍微便宜的药品更有保证。有这种想法的人可能主要还是由于某种心理作用的缘故。其实，对于高血压患者而言，选择什么样的药品，完全是根据自己的血压情况及身体状况来衡量，不一定贵的药品能把你的血压降下来，也不一定便宜的药品就不能稳定好你的血压。因此，万不可盲目追求"高价药"，给自己造成没有必要的经济负担。

我在这里特别要强调的是，对于很多老年高血压患者，收入本来就有限，这时就更应该选择对症的降压药，而非什么"高价药"了。人到老年，各种脏器都已处于衰退状态，在无器质性病变的前提下，只要维持正常血压即可以达到对重要靶器官的保护，因此能起到降压效果。但很多老年人容易被不法分子或者无良商家欺骗，容易受到广告宣传的影响，所以一定要和医生充分沟通以后，再决定选择什么样的降压药。

什么样的降压药才是最适合自己的

我们通常判断降压药是否适合自己的标准有两个方面：一个是降压效果，服用降压药首先要考虑的就是降压效果如何，该种降压药是否在体内发挥了它本身具备的降压效果；另一个就是患者服用这种降压药，如果产生副作用，该种副作用是否为患者能耐受的。只有综合这两个方面来判断，才能找到真正适合自己的降压药，如果降压药降压效果不尽如人意，自然需要换药，同时，如果降压药效果达到降压目的了，但同时带来了患者难以耐受的副作用反应，患者就要咨询医生进行调整。如果价格稍微贵点儿，但在降压效果和副作用上都让你更满意，那不妨选择它；若降压效果和副作用上两种药都差不多，那么为何不买更便宜的呢？

作为长期服药的高血压患者来说，经常服用降压药，价格问题的确是大多数朋友不得不考虑的问题，这很现实也很正常，没有什么不好意思的。有的朋友脸皮太薄，在药店被售货员推销贵的药品，都不好意思开口问有没有更便宜的。而有的朋友又抱着"还是贵点儿的更让人放心"的心态，花更多的冤枉钱。其实，这样的高血压朋友们在选择降压药的时候，一味追求价格，买来的药物不一定就适合你。

另一方面，价格会影响我们对降压药的依从性，而高血压治疗又是一个要求依从性好的治疗过程。因此，价格和降压药好坏并不是一定成正相关关系的。价格贵了的药物，如果自己家庭条件不够，会让患者吃了反而内心有一种内疚感：都是我得病才花这么多钱。其实这种想法是不利于血压控制的，也不利于长期服药。所以这方面也可以说是"适合自己的才是最好的"。

有的患者朋友就有这样的疑问："药品定价都是国家监督的，为什么有些药就贵这么多呢？"一般说来，进口药的价格会是国产药的几倍甚至更高，之所以贵这么多，主要是因为进口药多是"原研药"，由于研发成本较高，因此药价相对较贵。但是进口药和国产药的成分是一样的，不过在生产条件、原辅材料、工艺设备上存在一定差距。

最后，还是必须提醒大家，关注我们所服用的药物是一方面，但更重要的是在正确使用药物治疗的前提下，保持良好的生活方式，这也是影响血压控制的重要因素。高血压患者平时生活一定要有规律，注意劳逸结合，避免精神过度紧张，保证情绪稳定，坚持适度体育锻炼，保证充足的睡眠，不吸烟，不饮酒，控制饮食，防止肥胖，饮食要低盐、低脂、清淡，多吃蔬菜瓜果。药疗加良好的生活习惯，才是治疗高血压疾病的最好的方式。

06 ||| 换药需要注意哪些问题

常有患者朋友感到自己吃的降压药效果不好，然后就想着："要不然换一种药试试吧，可能是这种药不行。"这是很危险的想法，高血压不能随意换药，如果要换药也有许多注意事项，这一节我们就来聊聊这个话题。

高血压切勿随意换药

无论是刚诊断出高血压的患者，还是已经和高血压长时间打交道的患者都会提这个问题："我能不能换个药啊？"这其实反映出大家都有一种迫切地希望药物见效的心理，这是很好理解的，不过会提这个问题就说明大家还是对高血压的了解不够深入。

目前，常用的抗高血压药物都能较好地提高生活质量，而且各类抗高血压药物单独使用对于大多数轻度高血压的降压幅度大体相似。选择哪种降压药主要取决于药物的降压效应和不良反应，具体到每位患者，能有效控制血压并适宜长期治疗的药物就是最合理的，应根据病程长短、病情轻重、心血管状态、靶器官受损情况等来决定。

对于新诊断出高血压的患者朋友来说，长效降压药物一天服用一次，可以24小时平稳降压，但是长效降压药若要达到稳定的降压效果，往往需要4~6周或更长时间，若还不等药物见效就仓促换药，只会欲速则不达。而且换一种长效降压药仍然要等这么长的时间，如果心情急躁的患者不停换药，也始终没有效果，但病情损害健康却一刻也不会停息，这么做有百害而无一利。

若经过4~6周或更长时间血压控制仍不满意，也不一定要换药，最好的方法是在医生的指导下加用第二种药物，通过药物的优势互补作用而达到满意的降压效果。如果服用某种药物降压效果良好，更没有必要经常换药。

因此，大家一旦选择好了一种降压药，就切忌随意更换。在高血压的治疗上，首先还是要长期坚持服药，并且要坚持把血压降到达标值（通常是140/90毫米汞柱）以下。

换药注意事项

降压药物的种类很多，如钙拮抗剂、血管扩张剂、血管紧张素转换酶抑制剂、交感神经系统阻滞剂、利尿降压药等。用药对症，效果就好，否则会出现较多的副作用而且降压效果不理想。如果一定要换药，那么就要注意以下事项。

首先，先考虑加一种药物。如果在治疗高血压的过程当中，血压并没有降低，甚至还有些进一步升高，那么我们通常情况下会建议患者朋友在原来单一药物的基础上，另外加一种药物。加入一种新的药物，可以让药理相互补充，能够取得较好的效果，目前比较推荐这种联合用药的方式。这里面还有一种情况，夏天的时候血管处于扩张状态，这种情况降压药物可以适当减量，但是也不主张停药，一定要按医嘱服药，一般我们都不主张换药。

其次，换药一定要在医院检查、医生指导下进行。服用降压药物，身体有一个适应过程，经常更换药物肯定是不利于保持血压稳定的。如果一种药物能有效控制血压，建议长期服用，千万不要贪图更好的降压效果就换一种药"试试"，这种尝试是对自己不负责任。服用降压药期间应定期复查血压，发现血压不稳时，应去医院检查，在医生建议下调整药物剂量或更换药物。

老年性高血压的换药问题

我国老年人中患有高血压的比例很高，他们在用药途中血压不稳一定有某种原因，多半是病情发展，要有所警惕。治疗老年性高血压，不是增加一点剂量或者更换药物这么简单。需要到医院全面检查，看是不是病情已经变化，有没有什么靶器官受损的情况。最好还是要选择一家信得过的医院，建立长期的医疗关系，便于跟踪了解病情进展和治疗效果。

"科学用药"最重要的含义就是不轻易换药，坚持每天按时定量服药，保持良好的生活状态。最后提醒大家一点：换药后要加强监测，每天两次测血压，一般在7:00左右和17:00左右，这都是一天血压最高的时段，此时测血压可以观察一下换的新药药效如何。

07 ||| 这些错误，你犯过吗

老李已经有10余年的高血压病史了，一直服用降压药治疗，血压控制得很好。但是，最近复查时他却告诉我自己总是头晕、耳鸣，经测量血压偏高。询问后发现，老李看到自己的棋友老刘最近服用了一款新型降压药，效果非常好，因此也擅自换药，结果老刘的"灵药"却让老李的血压有增无减。

擅自用药、停药

目前降压药大致可分为六大种类，每一种药都有绝对或者相对的禁忌证，其作用和降压机制也不一样，所以这些降压药并不是对每一个患者都有明显的疗效。每一位高血压患者病情不同、体质不同、生活习惯不同，对药物的反应性、适应性和耐受性就会有所不同。即使某种降压药对两个人都有作用，他们使用的剂量也会有所不同。所以，在选择降压药的时候，千万不能单纯地听信亲朋好友的经验之谈，更不能轻信广告宣传。要根据自己的情况选择合适的降压药，并掌握正确的用量和服用方法。这并不是一件容易的事情，我们一定要在有经验的医生的指导下进行正规的药物治疗。

高血压是一种慢性病，通常情况下是需要长期服药治疗的。当经过一段时间的治疗后，如果血压一直控制在较为理想的水平，就可以在医生的指导下逐渐减少用药量。有的患者在用药之后觉得自己的血压降低，症状消失后就自行停止用药；还有的高血压患者血压升高就服用降压药，血压降低就停止服药。这两种做法都是非常危险的。因为血压的高低并不能单单依靠病症的轻重来判断，无症状不代表血压就一定正常。如果自行停药，很可能会引起血压的升高，导致心肌梗死、脑卒中、心力衰竭等一系列较为严重的疾病。正在服用降压药的高血压患者，如果突然停止服药，可能会引起血压的极大波动或者血压急剧升高，加重心、脑、肾等重要器官的损害程度。高血压患者应当持之以恒地服药，以预防并发症的发生。

一味追求降压效果

很多患者一旦发现自己患上了高血压，就迫不及待地使用降压药，并且要求自己的血压能在服药后迅速降下来。有的患者不顾医生的叮嘱，自行增加用药剂量或者增加其他降压药，这种做法是非常危险的。人体的动脉血压是保障各组织器官所需血流量的重要动力，一旦血压骤降，流向心、脑、肾的血流量势必会减少，发生缺血缺氧等状况，甚至有可能诱发缺血性脑卒中、心绞痛或肾功能下降。一般而言，短时间内降压幅度最好不要超过原血压的20%，血压在2~4周的时间内控制到正常水平是较为理想的状态。所以在服用降压药后，不要急于求成，有些长效降压药在服药当天就有降压效果，但是要想达到稳定的降压效果需要长时间坚持服药。不要因为降压药降压效果不明显就加大用药剂量或者自行服用其他的降压药，要坚持长期治疗原则，注意观察血压水平的起伏变化。

大剂量单一用药

高血压是一种多因素诱发的疾病，其发病机制比较复杂，一种药物往往只能针对其中一种机制进行调整，因而降压效果并不是特别理想。在降压药无法达标的情况下，很多患者首先想到的是加大服药量。其实增加用药剂量，不仅不会提高疗效，反而会导致不良反应的情况增加，很多人因无法耐受继而停止用药，导致血压波动幅度增大，心脑血管疾病发病率增高。有一半以上的高血压患者在只使用一种降压药的情况下，并不能把血压降到理想的水平，联合用药势在必行。

联合用药可以使两种不同作用机制的降压药产生协同作用，二者均为小剂量用药，不仅降压效果好，而且还可以减少每种药物的不良反应，或者因为药物间的协同性而相互抵消不良反应。比如利尿剂和其他降压药联合使用，利尿剂既可以增强其他药物的降压效果，又可以减轻因服用药物而引起的水肿；β受体阻滞剂和米诺地尔联合使用的时候，其各自减慢心率和加快心率的不良反应也会相互抵消。

当你在服用一种降压药达不到理想的降压效果时，切忌擅自加大用药剂量，应在医生的指导下选择联合用药的手段进行治疗。

过分依靠药物降压

有些高血压患者在服用了降压药以后，血压平稳了，自认为血压有了保障，就开始懈怠，生活习惯不规律，不注重饮食调理，也懒得去运动了。这种做法是极其错误的，高血压很大程度上是由于不良的生活习惯而诱发的，所以药物治疗和改善自己的生活方式这两者必须同时抓，才能将血压控制在较为平稳的水平。如果只是单纯地依靠药物进行治疗，放松饮食、运动治疗，就会给血压再次升高的机会。

还有一些高血压患者，把服用降压药当成自己的"保险箱"，在使用降压药后就不再去医院做定期的检查，这种做法也是错误的。只有定期检查，医生才能根据患者的血压情况来斟酌是否需要调整降压药的类型或者剂量。我们控制血压，不仅仅是要让血压达到正常的范围，还需要避免或者延缓并发症的出现。定期检查可以帮助患者了解自己的心、脑、肾等靶器官的受损情况，并及时采取相应的治疗措施。另外，有些降压药会出现不良反应，也是需要高血压患者密切关注的。所以，得了高血压不能以为服用降压药就万事大吉了，一定要药物、饮食、运动多管齐下，并密切关注血压状况，定期进行复查。

不注重服药时间

每一位高血压患者的血压峰值时间都会有所差异，大部分人都是每天6:00左右血压开始上升，到10:00时达到峰值并逐渐下降，凌晨时血压最低。但是也有一些患者，血压变化有自己的规律，比如有些患者上午的血压比较正常，到了下午血压开始明显上升。所以我们在服用降压药的时候，可以根据自己血压波动的规律，适当调整用药时间。

人体生物钟告诉我们，血压在夜间入睡后呈低谷状态，入睡后的血压比白天要下降20%左右。有些患者在白天忘记吃药，晚上补服降压药，这样做也是非常危险的。如果睡前服用降压药，因生物钟和药物的共同作用，血压会出现大幅度下降，重要脏器血液灌注不足，导致缺血事件的发生。因此，绝大多数高血压患者是不能在临睡前服用降压药的。

频繁换药

高血压的病情发展和治疗效果都是很慢的，通常情况下需要长期服药。很多高血压患者长期服用某种降压药，血压一直保持稳定，但是却担心自己的身体会产生抗药性，于是擅自停药或者换药。

降压药的种类很多，医生会综合每位患者的病情，对症下药。所以降压药的选择是由降压效果和不良反应决定的，如果高血压患者没有出现新的病症，就不要盲目停药或者换药。

有的患者在初次服用某种降压药的时候血压下降明显，连续服用几天后，降压效果就大不如从前，这是降压药的药理决定的。长效降压药在服用当天就会产生降压效果，但是发挥最大药效需要一到两周以后，这并不代表你对此药产生了抗药性。

如果某种药物使用后的效果确实不理想，患者应在医生的指导下换药或者添加其他药物。盲目停药、换药不但会影响治疗效果，而且也不能好好控制血压。

08 ||| 一定要终生吃药吗

> 许多年轻的患者在查出自己罹患高血压以后都会问："医生，我还这么年轻，一定要终生吃药吗？"得了高血压是不是需要终生吃药，在血压得到了很好控制的情况下能不能停药，这些都是需要具体问题具体分析的。

用不用药医生来决断

高血压对患者的伤害主要是对心脏、大脑、肾脏、眼睛等靶器官的伤害，很多患者在被告知患有血压高的时候就迫不及待地开始使用降压药，这种做法并不对。不是每个患者都需要通过药物进行降压，医生会根据患者的各项检查结果，判断是否需要进行药物治疗。如果你的血压仅仅是轻微升高，一直稳定在160/100毫米汞柱以下且没有靶器官损害，那么只需要戒烟、减盐、减重、进行运动以及保持健康的生活规律就可以将血压控制在较为理想的范围内。如果你是中度高血压患者，在采取药物治疗之前，需要进行多次血压测量，并根据测量结果由医生决定需不需要进行药物治疗。

开始用药就要打好持久战

开始进行药物治疗后，基本上就需要长期甚至终生服药了。因为在使用降压药以后，血压会很快恢复到正常状态，这是药物的作用而并非自身的高血压症状得到了改善。如果此时中断用药，就会出现血压再次升高的情况。

减药或停药要格外当心

如果经过长期药物治疗后，血压可以得到很好的控制，有些患者就能尝试在严密监测血压的情况下逐渐减少用药量。减药措施只适合那些没有并发症的高血压患者，其血压值长期被控制在较为理想的水平，且没有主要导致心血管病变的因素。只服用一种降压药的患者，在血压一直控制在145/85毫米汞柱以下的情况下，也可以考虑逐步减药甚至停药。此外，由于肾动脉狭窄、甲状腺功能亢进等疾病引起的继发性高血压，在病灶祛除后，也可以停止服用降压药。

减药或停药前，要先进行心脏彩超或其他相关检查，以确定心脏或其他靶器官没有任何损伤。减药或停药后，要对血压进行严密监测，如果在此期间，你的血压一直保持在较低的水平，就说明你可能真的不用再服用降压药进行治疗了。

值得注意的是，不管是不是用药物进行降压治疗，高血压患者都应该持续保持良好的生活方式，并定期测量血压。一旦发现血压升高的情况，必须遵从医嘱，调整或者恢复用药，以免对靶器官造成不可逆的伤害。

09 ||| 吃降压药会导致肾衰竭吗

是药三分毒，绝大多数患者在得知自己得了高血压之后，都会问："医生，我能不能不吃药？"更有甚者，在医生明确告诫一定要按时吃药的情况下，有意无意地减少用药或者停止服药，造成血压大幅度波动，继而导致心脑血管意外事件的发生。

有段时间，朋友圈流行一篇关于降压药会导致肾衰竭的文章。大致意思是血压高是血流速度变慢时身体的自调机制，这需要通过肾脏分泌激素收缩肌肉组织来加大血压，使用降压药人为降压后，由于身体的自调机制，肾脏会不停地花费力气将血压调高，最后一定会导致肾衰竭。

很多患者在看到朋友圈的这篇文章后，会产生恐惧心理，担心自己将血压降下去了，身体却出现更严重的问题，甚至有些患者不经医生同意就停止用药，这样做是非常危险的。

破解谣言

事实上，目前常见的降压药基本没有肾毒性，如果你是在医生的完整评估后，根据医生的意见进行服药，那么几乎不会出现吃药导致肾衰竭的风险。临床上出现过没有控制血压而导致心力衰竭、肾衰竭、脑卒中等症状，暂时没有出现过因为服用降压药而引起肾脏衰竭的案例。当然，高血压本身是肾衰竭的主要诱因，所以得了肾衰竭和服用降压药并无关系，如果本身肾功能不全，在选择降压药时会有部分禁忌。

正视降压药的不良反应

是药三分毒，高血压是一个十分依赖药物治疗的疾病，不按时服药或者随意停药会引起血压波动，导致很多心脑血管疾病的发生。与降压药带来的不良反应相比，这种做法带来的危害更为严重，所以我们不能因噎废食，要正确看待降压药的不良反应，严格遵从医嘱进行药物治疗。

常见的降压药，如果没有服用剂量过大，基本上不会产生毒性反应。家中如果有记忆力不佳的老人，家人们一定要关注他们的服药剂量和服药时间，避免重复服药带来的不良反应。

降压药在多数情况下并不会引起过敏反应，过敏体质的患者在服药后可能会出现一些症状较轻的变态反应，多为皮疹。这种情况下，停止用药并服用脱敏药，就会恢复正常。过敏体质的高血压患者应在医生开处方药时说明自己的药物过敏史，尽可能避免过敏反应的发生。

我们常用的降压药有利尿剂、β 受体阻滞剂、钙拮抗剂、血管紧张素转换酶抑制剂、血管紧张素 II 受体拮抗剂、α 受体阻滞剂以及一些复方制剂。了解这些药物的副作用，对制定适合自己的治疗方案以及理性应对各种降压药物所带来的不良反应有一定的作用。

利尿剂的不良反应

利尿剂是"久经沙场"的降压药老前辈，它价格便宜，降压效果较好，非常适用于轻型或早期高血压患者。但是，这个老牌降压药也并非无所不能，长期服用可致低钠血症、低钾血症、高胆固醇血症等。

服用噻嗪类利尿药和袢利尿剂会使肾小管在排钠的同时排钾，钾的排出量增加就会导致低钾血症。临床表现为食欲不振、消化不良、肌肉无力、心悸等症状。服用此类利尿剂的患者，应该定期检查血钾，也可在日常饮食中加入紫菜、香蕉、黄豆等含钾量丰富的食物。噻嗪类利尿剂有阻断肾产生自由水的能力，会导致服药者的饮水量在短期内大幅度增加，如果有明显的倦怠、血压低、食欲不振等症状，就应该检查自己是否出现低钠血症。

β 受体阻滞剂的不良反应

β 受体阻滞剂适用于不同程度的高血压，尤其是心率较快的中青年患者，也适用于合并心绞痛的高血压患者，它是保护心脏、预防冠心病的得力助手。它的副作用多出现在用药初期，不妨碍长期用药，所以在临床上应用广泛。

此类药物可能导致胎儿畸形，普萘洛尔也可以通过乳汁分泌，所以孕妇、育龄妇女以及哺乳期妇女应该慎用。在使用 β 受体阻滞剂的时候，由于 β$_2$受体被阻断，支气管收缩，呼吸道的阻力就会增大，这些因素会诱发支气管痉挛。脂溶性较高的 β 受体阻滞剂，容易通过脑血屏障引起中枢神经系统的不良反应，导致用药者失眠、多梦、眩晕、抑郁。β 受体阻滞剂能延缓胰岛素引起低血糖反应后的血糖恢复速度，掩盖低血糖的临床症状，所以正在使用胰岛素治疗糖尿病的患者和低血糖患者要慎用此类药物。此外，β 受体阻滞剂的专长是降低心率，那些心跳本就特别慢或者存在Ⅱ度、Ⅲ度房室传导阻滞的患者不宜使用这种类型的降压药。

钙拮抗剂的不良反应

钙拮抗剂降压效果相对较强，适合肾功能不全或患有糖尿病的高血压患者。此类药物会扩张血管反射性激活交感神经系统，产生头晕、头痛、面色潮红、心跳加快等症状。在和其他降压药联合使用时，会因药物影响肠道平滑肌钙离子的转运而导致失眠、恶心、便秘、腹痛等肠胃症状。服用硝苯地平有时会产生高血糖，所以糖尿病患者尽量不用；恬尔心有可能导致胎儿畸形或死胎，孕妇慎用。

血管紧张素转换酶抑制剂的不良反应

血管紧张素转换酶抑制剂副作用发生率低于10%，比其他药物要低。最常见的不良反应为刺激性干咳，停药两周后这种症状就会逐渐消失。

血管神经性水肿、低血压、高钾血症均为比较少见的不良反应。血管神经性水肿表现为呼吸困难、喉头水肿，多发生在首次用药后，停药并注射肾上腺素、氢化可的松可以缓解症状。低血压多发生在老年高血压患者或心力衰竭患者首次用药之时。高钾血症发生在口服补钾或者同时使用保钾利尿剂的时候，所以血管紧张素转换酶抑制剂一般不和保钾利尿剂联合使用，以免发生高钾血症。血管紧张素转换酶抑制剂可致胎儿畸形，所以妊娠期妇女禁用此类药物。

血管紧张素II受体拮抗剂的不良反应

血管紧张素II受体拮抗剂适应证和禁忌证与血管紧张转换酶抑制剂基本相同，适用于对血管紧张转换酶抑制剂不能耐受的高血压人群。此类药物被誉为20世纪90年代心血管药物的里程碑，目前尚未发现明显的不良反应。有可能会导致轻微的恶心、头晕、心悸等，偶可致高钾血症。妊娠期妇女仍需谨慎使用本类药物。

α受体阻滞剂的不良反应

α受体阻滞剂常被用于高脂血症以及肾功能不良的高血压患者，常见的不良反应有体位性低血压、鼻塞、心悸等，少数患者会出现乏力、嗜睡的症状。首次服药时应将剂量减半，并在入睡前服用，尽量避免夜间起床，以防止体位性低血压。

常用的复方制剂的不良反应

常用的复方制剂可能会引起乏力、嗜睡、鼻塞、性功能障碍等不良反应。在服用复方制剂的时候，应该了解每种药物成分的药理和副作用，避免自己对某一成分过敏。

药物虽然都具有副作用，但并非这些副作用必然会发生。有些患者在服用降压药初期会感觉到乏力、头晕等症状，这是血压降低后身体出现的正常反应，在服药一段时间后就会逐渐消失，不必对此感到惊慌。另外，即使药物会带来一些不良反应，只要遵循医嘱就能安全有效地使用降压药。两害相权取其轻，药物带来的不良反应远远小于血压得不到控制而对人体造成的危害，所以要正确看待不良反应，不要因为害怕药物带来的副作用而停止用药，更不能听信谣言不按照医嘱进行治疗。

PART 7

这样吃，
才能降血压

"民以食为天"，饮食作为生活习惯的重要组成部分，算得上是高血压治疗的基石。通过合理的膳食调节，我们不仅可以更有效地控制血压，还可以保护血管功能，减少高血压并发症。食疗也有助于减轻降压药带来的不良反应，弥补药物的缺陷。

01 ||| 高血压患者的饮食基本原则

> 饮食是维持我们生命活动，保证健康生活的最基本的事情之一，高血压患者除了日常降压药的使用之外，通过良好的饮食调节能起到非常好的辅助控制血压的作用。相应地，如果没有好的饮食习惯就会让血压失控。

在日常生活中能养成健康的饮食习惯才能让我们拥有健康的身体。为了控制好高血压患者的血压波动，这一节为大家介绍一下饮食方面应该遵循的原则。高血压患者的饮食总体要求大家都是有所了解的，包括：以清淡饮食为主，避免油腻、刺激性、高胆固醇及腌制的食物；食物的烹饪方法应以蒸、滚、汆、炖为主，避免煎炸；少肉多菜，肉类以瘦肉为主，去油脂去皮；菜品少盐、少糖等。

如果要仔细地谈谈高血压患者需要遵循的饮食原则，以下内容是不容忽视的。

控制热量摄入，减少高脂肪饮食

高血压患者如膳食热量摄入过多，导致饱和脂肪和不饱和脂肪比例失调，是十分不利的。脂肪供给应在40~50克/天，除椰子油外，豆油、菜油、花生油、芝麻油、玉米油、红花油等植物油均含维生素E和较多亚油酸，对预防血管破裂有一定作用。动物性脂肪很不利于高血压，如肥肉、肥肠等，因为它们吃进身体里以后可以转化为胆固醇。

控制胆固醇的摄入

高胆固醇食物包括动物内脏、蛋黄、鱼子、各种动物油，这些食物都是要尽量避免的。含胆固醇低的食物有牛奶（每100毫升含13毫克）、各种淡水鱼（每

100克含90～103毫克），可以放心食用。而且鲑鱼、金枪鱼、鲱鱼、鲭鱼、比目鱼等含有丰富的有助于降低血压的ω-3不饱和脂肪酸，即DHA和EPA，对高血压很有好处。

限制糖分的摄入

高血压患者都应该限制糖分的摄入，尤其是肥胖或有肥胖倾向，甚至是患有糖尿病的高血压患者，一定要少吃甜的蛋糕、甜饼、糖果等，这些糖分含量高的食物会让血压、血糖双双失控，只有控制住血糖才能控制好血压。

控制食盐的摄入

中国人盐分摄入过量是造成高血压等疾病的重要原因。一般来说，轻度高血压患者每人每天摄入食盐量应控制在6～8克；有急性高血压病的患者，食盐应严格控制在每天1～2克（折合成酱油5～10毫升）。大凡含钠多的食物，包括咸菜、咸肉、腐乳等，都应该尽量不吃。

多吃绿叶蔬菜

钾、钙、镁等微量元素对于降血压很有好处，它们都可以从绿叶蔬菜中得到补充，通常越是颜色深的绿色蔬菜，钾、钙、镁含量越高，同一株蔬菜，叶子的颜色比秆深，自然有效成分含量也更高。例如芹菜就是绿叶蔬菜降血压的典型代表，吃芹菜一定要连同叶子一起吃。此外还有茼蒿、菠菜、油菜等，均对高血压病患者有益。

戒烟限酒

吸烟有害健康已经是人们的共识，就连香烟盒子上都写得很清楚。可饮酒依然是许多处于更年期朋友的嗜好，殊不知，饮酒对高血压病十分不利，尤其是过量饮酒。因此，更年期高血压病患者应严格控制烟酒。

选择多糖类食物

虽然高血压患者要控制糖分的摄入，但人体需要糖分，这个矛盾可以通过进食多糖类食物来解决，如含食物纤维高的淀粉、糙米、标准粉、玉米、小米等均可促进肠蠕动，加速胆固醇排出，对防治高血压病有利；葡萄糖、果糖，及蔗糖等，均有升高血脂之忧，不宜摄入过多。

摄入适量蛋白质

蛋白质代谢产生的有害物质可引起血压波动，因此高血压患者应限制动物蛋白。调配饮食时应考虑蛋白质生理作用，选高生物价优质蛋白，按1克/千克体重补给，其中植物蛋白质可占50%，动物蛋白选用鱼肉、鸡肉、牛肉、鸡蛋白、牛奶、瘦猪肉等比较合适。

吃一些豆类

无论红小豆、绿豆、黄豆、黑豆、芸豆，只要是豆类，含钾都十分丰富，大豆制品中的豆腐含钙和镁也较为丰富，因此，豆腐是高血压患者每天都应当吃的食物。成年人200～300克/天为宜。而红豆、绿豆、芸豆搭配稻米、燕麦、小米、玉米等谷类食物做成五谷米饭、八宝粥、红豆汤、绿豆汤等都是不错的选择。

吃一些食用菌

在美国，建议大众每天吃一些食用菌，这一建议也非常适用于高血压患者。香菇、木耳中的钾、钙、镁含量都比较高，除此之外，还含有其他大量的植物化学物质和膳食纤维，都是高血压患者所需要的。

科学饮水

水的硬度对高血压的调节是具有密切关系的，我们知道硬水中含有钙离子和镁离子，而如果血液中缺少钙离子和镁离子的话，很容易引发血管痉挛，血管痉挛则会导致血压升高，所以高血压患者要多饮用硬水。什么是硬水呢？包括泉水、深井水、天然矿泉水等。

02 ||| 揪出那些"隐形盐"

很多朋友在烹调食物的时候，尽量克制自己的"口腹之欲"，每顿饭都放很少的盐，但实际上他们摄入的盐分含量并没有达到他们理想中的那么低的程度，这是怎么回事呢？原来，很多食物中都藏着不少的"隐形盐"，这一小节我们就把它们揪出来。

　　防治高血压等慢性病，科学的低盐饮食是十分重要的。生活中看得见也摸得着的食盐很容易被大家发现，要下定决心控制起来也相对比较简单，但一些食物中有的"隐形盐"却容易被忽视。这些"隐形盐"你都知道吗？就是因为生活中有些盐会"隐形"，导致很多高血压患者朋友摄入了过多的盐分却还不知道。典型的例子包括油条、面包，而一般的调味品都含盐丰富，调味品中的味精更是很多人不知道的含盐"大户"。这里并不是说味精里面有我们通常所说的食盐，食盐引起高血压主要是钠元素的作用，而味精的主要成分是谷氨酸钠，这在医学和化学的意义上也是一种盐，所以多摄入味精，同样加大了引发高血压的危险。

　　为了让我们辛辛苦苦"限盐"的努力没有白费，除了少吃盐外，了解如何避免食物中的"隐形盐"也是至关重要的。在这里给大家介绍生活中需要警惕的十类"藏盐大户"。

白面包

　　两片半白面包中钠的含量就超过600毫克，这一定大大超过了很多人的直观感受："白面包没有一点咸味啊，怎么有这么多盐！"其实面包在制作过程中是放了盐的，仔细品尝也能尝出来，如果再涂上花生酱，想要盐不超标都难。而且巧克力面包、菠萝面包、奶酥面包等奶油越多的面包，含钠越高。大家在选购面包的时候，不妨选杂粮面包，虽然含钠高，但钾也多，又有纤维素等优质营养素，可以抵消一些负面影响。

早餐麦片

早餐谷类脆片是不少人心中的健康早餐，但有关调查发现，市面上14个品种的早餐麦片有一半达到了英国高盐标准，有的品种100克中含钠量竟高达1 030毫克！虽然英国人没有中国人吃得咸，但盐分摄入的健康标准全人类都一样。所以大家在购买时多留意一下产品的说明，看清楚营养素表，有些品牌的含钠量较低，差距达10倍以上。

柠檬夹心饼干

因为饼干的制作过程中也有不少的添加物，道理和面包是一样的，但盐的含量很可能更高，每100克就有700多毫克的钠，巧克力夹心饼干也有500多毫克。所以，如果馋嘴想吃零食了，不妨选择水果、煮玉米或酸奶等比较健康的零食，葡萄干或蔓越莓干也可以考虑。

披萨

在面饼、酱料和奶酪中，都含有相当数量的盐分，尽管从外观上完全看不出来，但实际上常规大小的一角披萨含盐量就可能达到600毫克。因此，高血压患者朋友们吃披萨的时候最好是选择蔬菜多的披萨饼，每餐别超过两角，还要避免经常食用。

运动饮料

1罐600毫升的运动饮料就可能含有252毫克钠，尽管这饮料喝起来是甜的，但甜味掩盖了其中的盐分。如果没有长时间的运动或出很多汗，就不需要喝运动饮料。

果蔬汁

有些果蔬汁为了增加风味，在加工过程中会加盐，1瓶果蔬汁可能就会含162

毫克钠。对于高血压患者来说，白开水是最好的饮料，或者起码也要选择低钠的饮品。

浓汤宝

每100克猪骨浓汤含7.3克的钠，每100克浓鱼汤和老母鸡汤，则分别含有6.5克、5.9克钠。这个盐含量相当高，一袋下去，一天的盐量都超标了。如果要用浓汤宝，建议做汤时多放水，多吃菜，少喝汤，因为大量的钠盐都溶解在汤水中。

主食拌酱

北方的朋友们在吃拌饭、拌面等主食时，通常会加入许多酱料，容易吃进过多的钠。为了我们的身体健康，最好还是要少吃油盐拌主食，以免养成重口味的习惯。

凉面

根据卫生部门的调查，市面上不少凉面几乎都添加小苏打来增加弹性。小苏打含很多钠，加上麻酱本身含钠也很高，导致每吃一碗凉面，摄入的钠含量相当于一天钠摄取量的一半。所以，如果是煮弹性较大的面时可以加长时间，让钠溶出，麻酱则要减量只用一半。

冷切肉

包括火腿、腊肉以及西式的培根、熏肉、腌肉等加工肉类，其含盐量高到不可思议。90克冷切肉（约3片）中就含有450～1 000毫克钠盐。因此，最好的办法是避免购买加工肉类，自己在家做，盐量才能更好地控制住。

03 ||| 限制热量，知道自己应该吃多少

> "热量"对于高血压患者来说是个可怕的词语，尤其是体重超标的患者，所以限制每天的热量摄入就是必不可少的主题。

了解"热量"到底是什么

人体的一切生命活动都需要能量，如物质代谢的合成反应、肌肉收缩、腺体分泌等，而这些能量主要来源于食物。"能量"的另一个名字就是我们常说的"热量"。动、植物性食物中所含的营养素可分为五大类——碳水化合物、脂类、蛋白质、无机盐（矿物质）和维生素，加上水则为人体所需的六大类营养素。其中，碳水化合物、脂肪和蛋白质经体内氧化可释放能量，三者统称为"产能营养素"或"热源质"，是热量的来源。

对于高血压患者而言，限制食物热量的目的是为了保持标准体重或减肥实现标准体重。每个高血压患者都应该确切地了解适合自己的热量，保证每天进食不要超过这个数值，从而把血压水平控制在良好的范围内。

高血压患者一天到底该摄入多少热量

首先我们都有的一个常识是，"大人吃大碗，小孩吃小碗"，每个人的身体情况、能量消耗情况都不一样，所以每个人都有适合自己的热量摄入标准。这个标准最好是综合了年龄、性别、肥胖与否、体重、每天活动量、有无并发症等诸多因素计算出来的。通常而言，男性每天需要1 400～1 800千卡的热量，女性需要1 200～1 600千卡的热量。

在具体计算的时候，有一个公式可供大家参考：摄入热量=标准体重×活动

强度。由此可见，要计算热量，就需要标准体重和活动强度两个条件。那么，我们如何得知标准体重呢？标准体重的计算方法有很多，我们只介绍其中最为简单的一种：标准体重（千克）＝身高（厘米）－105。摄入热量的另一个条件是活动强度。每个人的工作性质、运动喜好、生活习惯都不同，每天所需要的能量也随之改变。对成人而言，每天每千克体重需要25～30千卡的热量。通常，体形胖的人和老年人我们多采用25千卡，体形瘦的人可以采用30千卡。另外，还需要根据劳动强度的不同而对饮食热量进行合理的调整。

举个例子，一个身高170厘米的高血压男性患者，是办公室员工，日常工作是坐在办公桌前写文书，体形有些胖。首先，我们套用标准体重公式求得标准体重，其值为170－105＝65，即这位高血压患者的标准体重为65千克。由于他日常工作不需要怎么走动，属于轻体力劳动者，每天每千克体重需要的能量级别为25～30千卡。再者，考虑到他体形偏胖，适当地减肥对于他是必要的，因此我们可以选取较低的能量级别，每千克体重限制25千卡的能量。这样计算得到：65×25＝1625。为了方便，对于两位数以内的数值我们通常采用四舍五入的方法，最终这位高血压患者每天的能量需求为1600千卡。

量身定制你的"热量计划书"

了解了这个计算方法后，患者朋友就可以为自己量身定做一份饮食的"热量计划书"了，把握好自己每天进食的"度"。不过有些朋友还是不太清楚到底该吃多少东西，因为1600千卡这个单纯的数据并不那么容易换算成米饭菜肴。下面我们就简单介绍一下各种食物和营养素的热量情况。

我们先来看看六大营养素（碳水化合物、脂肪、蛋白质、维生素、水和无机盐）的热量状况。前面提到过，只有前三类是提供热量的，它们的热量大概可以这样计算：碳水化合物4卡/克；蛋白质4卡/克；脂肪9卡/克。对于饮酒的朋友来说，酒精的热量是7卡/克。碳水化合物、蛋白质、脂肪三类营养素每天所占的热量比分别为55%、20%、25%。

04 ||| 各类营养素的降压作用

> 对于人体来说，每种营养素有每种营养素的作用和功效，其中一些对高血压患者来说有很好的降压作用，经常补充这些营养素，能让血压控制更轻松。

高血压要降下来有许多方式，饮食疗法是中国人比较喜欢的一种，中医一直都推崇这种比较自然的医疗方案。许多营养素的确有很好的降压效果，接下来我就为大家介绍几种对防治高血压起着积极作用的营养素。

钾元素

抑制钠的吸收。高盐膳食是我国大多数高血压患者发病最主要的危险因素。高血压患者适当增加钾的摄入量是有益的，因为钾和钠在体内是相互对抗的作用，钾可抑制钠在肾小管的重吸收，如果钠不能被肾小管重吸收就只能被排出体外，所以钾的作用就是帮助钠排出体外，不让钠被重吸收。因此，增加钾的摄入量有利于钠的排出，对防止高盐膳食引起的血压升高具有重要的作用。而且有些高血压患者由于持续服用利尿剂、降压药，会使排尿增多，钾也会随之排出，发生低钾倾向的可能性更大，所以服用这类药物治疗的患者，更应注意补钾。

钙元素

减少血管阻力。钙是人体不可或缺的矿物质元素，它既是身体的构造者，又是身体的调节者，钙离子可以调节细胞活动，是细胞的信号分子。随着人年龄的增长，钙的吸收率会越来越低，当血液中的钙离子浓度发生变化时会影响细胞的功能，包括对血管阻力形成有重要作用的血管平滑肌细胞的收缩功能，引起全身阻力血管的平滑肌细胞收缩增强，加大血管阻力，从而使血压增高。增加钙的摄入，可以使外周血管扩张，有利于减少外周血管阻力。年龄越大者需要多补充钙，以保证人体每天正常的钙吸收量，而高血压患者更应该通过适当补充钙质。

镁元素

调节血管紧张度。在人体细胞内，镁是第二重要的阳离子，仅次于钾。镁可以调节血管平滑肌细胞钙离子的浓度，很多人补钙的时候，只注意补充促进钙吸收的维生素D，却往往不知道还要补充镁，钙与镁的比例为2：1时，是最有利于钙的吸收利用的。所以，在补钙的时候，不要忘了补充镁。镁还能抑制乙酰胆碱和肾上腺素的释放，控制肌肉兴奋和血管痉挛，调节血管紧张度，对心脏血管具有重要的保护作用，有"心血管卫士"之称。人体如果缺镁，不仅能使血压升高，还可导致心动过速、心律不齐，甚至心肌坏死。

叶酸等B族维生素和维生素C

代谢同型半胱氨酸。这种类型要稍微复杂一点，它是三种营养素共同作用，但事实上这种类型又是最重要的，因为70%的高血压是因为缺乏叶酸等B族维生素和维生素C导致高同型半胱氨酸血症诱发。这种高血压发病的机制是甲硫氨酸的代谢物同型半胱氨酸在代谢过程中需要前述三种营养素构成的酶或辅酶催化完成，若是缺了，就会导致同型半胱氨酸蓄积在体内，不能重新生成甲硫氨酸或代谢为半胱氨酸，这个同型半胱氨酸代谢不下去了，就会自己氧化产生羟基，这个羟基会去氧化LDL（低密度脂蛋白），被氧化后的LDL会被人体内的吞噬细胞当作"敌人"清除，清除过程中转化为泡沫细胞，在血管壁上生成脂质池，进一步引起血管硬化或生成血栓，结果就会使人患上了高血压。

除了以上所讲的几种主要的营养素对防治高血压有积极作用之外，还有很多其他的营养素也对高血压的防治有效，比如锌元素、维生素E、烟酸、膳食纤维等，这些营养素都存于日常的饮食中，所以高血压患者只有平时养成平衡膳食的饮食习惯，才能保证各种营养素的均衡摄入。

钾怎么补充

含钾高的食物非常多，可以选择新鲜的蔬菜和水果。高血压患者每日至少进食750克蔬菜，其中绿叶菜250克，瓜茄类500克。水果每天500克，可以适当吃些果干，比如红枣干、葡萄干等，它们是"浓缩"钾的来源，不过选择果干时，要买天然晒干的而没有加入大量糖和盐的果干。薯类中也含有丰富的钾元素，可以用薯类替代部分主食，例如，把一半白米饭换成土豆、甘薯、山药、芋头等薯类食物。豆类是含钾"大户"，如黄豆、黑豆、绿豆、红豆等，每100克含钾高达800毫克以上，高血压患者可以多喝点绿豆汤、杂豆粥，不但能增加钾的摄入，还能补充水分。

钙怎么补充

补钙的食品非常多，最传统的补钙食品莫过于奶类及奶制品，这类食物不仅含钙丰富，而且也含有丰富的其他矿物质和维生素，尤其是维生素D，它可以促进钙的吸收和利用。由于高血压常常伴有肥胖或高脂血症，因此，高血压患者最好饮用脱脂奶，这样可以减少脂肪尤其是饱和脂肪的摄入。此外，豆制品、虾皮、海带、芝麻酱、银耳等也是钙的良好来源。

镁怎么补充

平时多吃粗粮、蔬菜、水果和坚果，就可以有效增加镁的摄入。含镁较多的食物有：蔬菜中的绿叶菜、茄子、萝卜等，水果中的葡萄、香蕉、柠檬、橘子等，粗粮中的糙米、小米、新鲜玉米、小麦胚芽等，豆类中的黄豆、豌豆、蚕豆等，水产品中的紫菜、海参、墨鱼、鲑鱼、沙丁鱼、贝类等，零食中的松子、榛子、西瓜子。脂肪类食物、面食、白糖则含镁较少。

叶酸等B族维生素和维生素C怎么补充

叶酸也叫维生素B_9，是一种水溶性维生素，B族维生素种类很多。含有丰富维生素B_1的食物有小麦胚芽、猪腿肉、大豆、花生、里脊肉等。含有丰富维生素B_2的食物有七鳃鳗、牛肝、鸡肝、香菇、小麦胚芽等。含有维生素B_6、维生素B_{12}、烟酸、泛酸和叶酸等营养素的食物有肝、肉类、牛奶、酵母、鱼、豆类等。所有体内多余的B族维生素都是无法贮存的，所以应每天补充。B族维生素若想全部摄取比较困难，但是认真选择食物就可以简单且方便摄取。含有丰富的维生素C的食物有很多，许多蔬菜水果里都有。

05 ||| 合理搭配每天的饮食

前面说了许多关于高血压饮食方面的问题，但很多朋友看了以后还是会有一些疑惑："我到底每天吃什么喝什么呀？"的确，只谈规律和原则，不谈具体如何操作的做法都是"要流氓"，这一节就来谈具体吃什么喝什么。

高血压日常饮食搭配的依据

总的来说，高血压患者的日常饮食要做到"三低二高"：低动物脂肪、低盐、低糖，高蛋白、高纤维素（蔬菜）。

所谓"低动物脂肪"，具体实施起来就是要避免进食富含胆固醇的食物，如动物油（猪油）、肥猪肉、五花肉、腊肠、鸡皮、鸡汤、蛋黄、鱿鱼、墨鱼、八爪鱼、动物内脏（猪肝、猪肾、猪肾）等油腻食品。

所谓"低盐"，具体实施起来就是要少吃腌制、卤制、熏制的食品，如咸鱼、咸蛋、榨菜、酸菜、皮蛋、腐乳；香肠、午餐肉、烧鸡等熟食及冰冻食品、罐头食品含有较多盐分，亦应少食；煮菜少放食盐、酱油、味精。

所谓"低糖"，具体实施起来就是要尽量不吃或少吃含糖量高的甜点，如油条、奶油蛋糕、巧克力、奶类雪糕，这一点比较简单，大家都很容易明白，甜的尽量少吃。

所谓"高蛋白"，具体实施起来就是要在保证低动物脂肪的同时摄入足够量的蛋白质，但偏偏肉类的蛋白质含量高，所以推荐食用以下种类：各类鱼肉、去皮鸡肉、鸡蛋白、牛奶、大豆制品（豆腐、腐竹、油豆腐）、瘦猪肉、猪蹄、牛肉、羊肉。

所谓"高纤维素"，具体实施起来就是要多吃蔬菜、水果，但纤维硬的蔬菜如牛蒡、竹笋和刺激性强的蔬菜如芥菜、辣椒都要少吃；茼蒿菜、空心菜含钠较高，亦应少吃。

此外，香辛料（辣椒、胡椒、芥末、咖喱粉等）和进补类（人参、狗肉）少吃，以及戒烟、戒酒（特别是烈性白酒）。喝茶时，浓红茶避免多喝，可适量喝淡绿茶。

"明星"降压食材

有益于降压的食品种类有很多，主要向大家推荐以下几类。①叶菜类：白菜、菠菜、芹菜、苋菜、韭菜、黄花菜、荠菜等；②根茎类：萝卜、胡萝卜、马蹄、葛、芋头、茭白、芦笋、大蒜、马铃薯；③瓜果类：南瓜、冬瓜、黄瓜、苦瓜、番茄、山楂、柠檬、茄子；④花、种子、坚果类：菊花、罗布麻、芝麻、豌豆、蚕豆、绿豆、荞麦、花生、西瓜子、核桃、向日葵子、莲子、红枣；⑤水果类：西瓜、香蕉、红枣、苹果、桃、橘子、梨、葡萄、桑葚、柿饼；⑥水产类：海带、海藻、紫菜、海蜇、海参、牡蛎、鲍鱼、虾皮、银鱼；⑦动物类及其他：牛奶（脱脂）、牛黄、蜂蜜、大豆制品、菌类（黑木耳、白木耳、香菇、金针菇、花菇等）。

高血压食疗方案

在业内，早已对高血压患者应该吃什么食物形成了一些共识，有些食疗方案是我们公认的能够有效帮助血压管理的，在这里不妨为大家介绍几种。

（1）芹菜粥：芹菜连根120克，粳米250克。将芹菜洗净，切成6厘米长的段，粳米淘净。芹菜、粳米放入锅内，加清水适量，用武火烧沸后转用文火炖至米烂成粥，再加少许盐，搅匀即成。

（2）菊花粥：菊花末15克，粳米100克。菊花摘去蒂，上笼蒸后，取出晒干或阴干，然后磨成细末，备用。粳米淘净放入锅内，加清水适量，用武火烧沸后，转用文火煮至半成熟，再加菊花细末，继续用文火煮至米烂成粥。每天2次，早、晚餐食用。

（3）鱼蓉菠菜粥：粳米100克，菠菜50克，草鱼30克，盐2克。将粳米洗净，浸泡半小时后捞出沥干，放入锅中，加入约1000毫升冷水，用旺火烧沸后，改用小火慢煮成稠粥。菠菜洗净，入开水中烫一下，捞出，切成碎末。鱼肉洗净，去骨刺，用刀剁碎成为鱼蓉。将鱼蓉和菠菜放入粥内，加入盐调好味，用小火再煮5

分钟左右，即可盛起食用。

（4）黑木耳炒芹菜：芹菜200克，木耳（水发）30克，杜仲粉10克，姜5克，大葱10克，大蒜（白皮）15克，盐5克，植物油50克。将杜仲烘干研成细粉；黑木耳用清水泡发去根蒂；芹菜洗净后切成段；姜切成片，葱切段；蒜去皮，切成片。将炒锅置武火上烧热，加入素油，待油烧热至六成热时，放入姜片、葱段、蒜片爆香。随即放入芹菜、木耳、盐、杜仲粉炒至芹菜断生即成。

（5）鲜菇小米粥：粳米50克，小米100克，平菇40克，大葱3克，盐2克。平菇洗净，在开水中余一下，捞起切片；葱洗净后切末。粳米、小米分别淘洗干净，用冷水浸泡半小时，捞出，沥干水分。锅中加入约1 000毫升冷水，将粳米、小米放入，用旺火烧沸，再改用小火熬煮，待再次煮沸，加入平菇拌匀，下盐调味，再煮5分钟，撒上葱末，即可盛出食用。

（6）夏枯草粥：夏枯草10克，粳米50克，冰糖少许。将夏枯草洗净放入砂锅内煎煮，过滤后去渣留汁，再把粳米洗净放进药汁里，用小火继续煮至粥熟，放进冰糖调味后即可食用。每天2次，温热服用。可清肝、降压。

具有降压作用的食物还有很多，例如荷叶粥、醋泡花生米、洋葱炒瘦肉、海带绿豆汤、芹菜苦瓜汤等，对烹饪感兴趣的朋友不妨多去查查，丰富自己的食谱！

高血压饮品推荐

介绍完吃什么，我们再来看看高血压患者应该喝什么。有些饮品的确能够很好地帮助控制血压，其中一些制作简单，如果合大家的口味，适合长期饮用；有些制作相对麻烦，也可以作为调节口味的选项。

（1）菊花茶：所有的菊花应为甘菊，其味不苦，尤以苏杭一带所产的大白菊或小白菊最佳，每次用3克左右泡茶饮用，每天3次；也可用菊花加金银花、甘草同煎代茶饮用，其有平肝明目、清热解毒之功效。对高血压、动脉硬化患者有显著疗效。

（2）毛冬青红糖水：毛冬青根50～100克，红糖适量。将毛冬青根和红糖一起加水用文火煎煮。每天饭后服用，分2次服用，具有降压顺气的作用。

（3）花生壳水：使用花生壳120克。将花生壳洗净，晾干，然后加水用文火煎煮，直到药汁变成褐色即可。每天1剂，分2次服用。适用于高血脂和高血压患者的病情控制。

（4）玉米须茶：玉米须不仅具有很好的降血压之功效，而且也具有止泻、止血、利尿和养胃之疗效。泡茶每天饮用数次，每次25～30克。在临床上应用玉米须治疗因肾炎引起的浮肿和高血压的疗效尤为明显。

（5）鲜芹菜汁：芹菜200克，洗干净，用沸水烫2分钟，切碎用纱布绞成汁，再用砂糖调服，每天2次。芹菜能降血压、平肝、镇静、解痉、止吐、利尿等，对眩晕头痛病、颜面潮红、精神兴奋的高血压患者适用。

（6）槐花茶：将槐花摘下晾干，用开水浸泡后当茶饮用，每天饮用数次，对高血压患者具有独特的治疗效果。同时，槐花还有收缩血管、止血等功效。

（7）葛根茶：葛根具有改善脑部血液循环之功效，对因高血压引起的头痛、眩晕、耳鸣及腰酸腿痛等症状有较好的缓解作用。经常饮用葛根茶对治疗高血压具有明显的疗效，其制作方法为将葛根洗净切成薄片，每天30克，加水煮沸后当茶饮用。

此外还有莲子心茶、决明子茶、桑寄生茶、山楂茶、黄瓜藤汤、蜂蜜水等饮品都适合高血压患者。

06 ||| 外出就餐怎么办

如果是一个平时十分注重饮食调控血压的高血压患者朋友，那一定对外出就餐心怀畏惧，因为一旦到外面吃饭就面临饮食失控，吃什么都不由自己决定，要么吃进很多不利于控制血压的东西，要么饿着自己。外出就餐到底该怎么办？

外出就餐风险高

对于外出就餐对高血压的风险，有一项著名的研究，是由美国杜克大学和新加坡国立大学联合创办的杜克-国大医学研究生学院完成的。他们对501名18～40岁的新加坡成人参试者展开了调查，收集参试者的血压、身体质量指数（BMI）以及在外吃饭的频度和锻炼水平等在内的多种生活方式信息后，详细对比分析各种因素与高血压发病率之间的关联性。结果发现，每周下馆子12次的参试者中，高血压前期的发病率高达38%。从性别看，男性比例更高，高血压前期发病率高达49%，女性仅为9%。患有高血压前期或已有高血压的人群，如果每周外出就餐次数更多，就表现出BMI指数更高，锻炼水平更低，吸烟概率也更高。更令人吃惊的一大发现是，每周即使外出就餐一次，也会导致高血压前期危险增加6%。

难以杜绝的外出就餐

新加坡有70%的华人，这项研究对我们而言也是非常具有参考价值的，而且这个结果虽然让人吃惊，但也还在意料之中。主要是因为餐馆通过美味的食物招揽客源，所以在外就餐中，多是一些高盐、高热量的食物，这些都很容易导致血压升高。主持这项研究的贾法尔博士表示，这项新研究突出强调了生活方式因素与高血压前期之间存在重要关联性，首次表明外出就餐与高血压风险之间关系密切，这种关联性在全球（尤其是亚洲）中青年人中尤为明显。

现在的中青年人，因为工作繁忙没有时间做饭、工作原因经常在外应酬等，不得不常常外出就餐，特别是团队的聚餐活动，高盐、油腻的饮食对高血压极为不利的情况肯定少不了。

高血压患者外出就餐注意事项

正因为外出就餐是很多高血压患者无法避免的活动，所以大家应该记住以下注意事项。

首先是外出就餐前要先做好的准备工作：使用短效降压药的患者一定记住出门要把药物随身带着，因为一旦外出就很难说不会遇上各种突发情况，也不一定能保证按时回家吃药，所以有药在身上总是让人更放心。

其次是真正就餐的时候，要注意就餐顺序及种类的选择：在食物品种的选择上，根据之前提到过的饮食原则，尽量选择低热量、低糖、低脂肪、高纤维、高蛋白食物。在进餐顺序和进餐方式的选择上，进餐时可先喝些热汤，并注意撇去上面的油；再吃素菜，最后吃主食，要尽量少吃；在菜品的选择上，要少荤多素，肉类要多尽量选择鱼、虾类，或去皮的鸡肉；在烹调方法的选择上，要尽量多选择用清蒸等方法烹调的菜肴，口味会比较清淡。卤汁或菜汁要尽量避免，有些人喜欢用卤汁或菜汁泡饭，感觉味道很好，可增加食欲，但是卤汁或菜汁中往往含有较多的油和盐，容易导致总热量超标，而且过多的盐对高血压患者不利。少吃肥甘厚味的食物，避免吃动物内脏等含脂肪和胆固醇较高的菜肴。炒饭、炒面比白米饭与清汤面脂肪更多，注意别食用过量。

还有一些其他的注意事项：外出就餐要少喝汤，一般餐厅的汤里含盐量在1.2%~2%，也就是100克的汤里面就含有1.2~2克盐，因为这样做出的汤更加鲜美，但是两碗汤下肚，就可能吃下了5克盐，再加上菜肴中的盐，一天的盐摄入量就会大大超标。另外，要少点排骨汤、鸡汤、老鸭汤等肉汤，这类汤中含有大量的脂肪和胆固醇。要少吃或不吃用油煎炸的食物，如果吃的话务必要去掉外皮和肥肉部分再食用。

PART 8

适量运动，
健体又降压

作为一种安全的治疗手段，运动降压受到越来越多人的关注。运动疗法是一种辅助治疗高血压的自然疗法，坚持科学地运动，可以帮助降低血压并减少高血压并发症的发病概率。运动的功效不是一天两天就能显现出来的，只有长期坚持，才能显现出其功效。

01 ||| 运动为什么可以降低血压

很多朋友都以为高血压患者不适合运动，因为一旦运动血压就会升高。运动的确是会加速心跳，升高血压，但事实上运动对于高血压患者依然很重要，毕竟"生命在于运动"。那么运动为什么可以降血压呢？

对于轻度高血压患者，运动疗法的降压效果甚至可以与药物治疗相比。确实有不少轻度高血压的患者，在运动训练一段时间后血压很稳定，不再需要用药物维持血压。不过，这样的患者在遇到季节冷热交替变化时，需要注意血压变化，以防没有用药而造成不利的后果。对中度以上的高血压，我们强调必须进行药物治疗，运动疗法可以作为重要辅助疗法。

不过，毫无疑问的是，高血压患者是不适合剧烈运动的，那样会让血压急剧升高，是非常危险的行为。那么，有哪些适合高血压患者的运动方式呢？我在这里给大家推荐以下三种。

（1）踮着脚尖走楼梯。这对于健康人群来说可能算不上一种运动，但踮着脚尖走楼梯，可以使血压平稳，而且这种方式可以使肌肉、呼吸器官及循环器官得到锻炼，腰部和脚部肌肉也得到增强，全身的机能得到改善。

（2）步行。很多朋友都有饭后散步的好习惯，但有的步速太慢了，达不到锻炼的效果。步行可按每分钟70～90步开始，一次持续10分钟，主要适用于无运动习惯的高血压病患者作为一种适应性锻炼过程。

（3）太极拳。这是适合老年朋友的，太极拳动作柔和，肌肉放松且多为大幅度活动，思绪宁静从而有助于降低血压。高血压患者练完一套简化太极拳后，收缩压可下降1.3～2.7千帕（10～20毫米汞柱），长期练习太极拳的老人安静时收缩压的平均值约比同年龄组老人低2.7千帕左右。

02 ||| 怎么把控运动强度

> 　　虽然运动得当可以有效降低血压，是高血压控制良好的辅助手段，但高血压患者一定要把控好运动的强度，否则过度的运动会让血压急剧升高，产生不良的甚至难以挽回的后果。可是我们怎么才能把控运动强度呢？

健康人的运动强度计算

　　运动强度指的是身体练习对人体生理刺激的程度，是构成运动量的因素之一。体育上常用生理指标表示运动强度的大小，例如以心率衡量学校体育课运动量的大小，一般认为，运动时心率在120次/分以下的运动量为小，120～150次/分的运动量为中等，超过150次/分的运动量为大。

　　普通人的运动强度确定就是通过心率来确定的，人在安静时，心率一般是60～100次/分；中等强度有氧运动时的心率=最大心率×（60%～70%），而每个人的最大心率一般用"220-年龄"这一公式来推算。所以，在运动时，我们就可以通过心率来自我监测运动强度。根据这个公式，我们可以计算出20～60岁的人群的运动强度与心率对照关系：

　　20岁最大心率为200，高强度运动时的心率为160，中强度运动时的心率为140，低强度运动时的心率为120。

　　30岁最大心率为190，高强度运动时的心率为152，中强度运动时的心率为133，低强度运动时的心率为114。

　　40岁最大心率为180，高强度运动时的心率为144，中强度运动时的心率为126，低强度运动时的心率为108。

　　50岁最大心率为170，高强度运动时的心率为136，中强度运动时的心率为

119，低强度运动时的心率为102。

60岁最大心率为160，高强度运动时的心率为128，中强度运动时的心率为112，低强度运动时的心率为96。

只有运动强度掌握得当才能保证运动的效果，但是以上所计算的都是通常的情况，如果是那些本身身体比较弱的朋友，可以在此基础上有所降低；而如果是本身身体素质比较好的朋友，还可以在此基础上加大一点运动强度，这些都是因人而异的。所以，除了数据上的参照之外，我们还建议要结合每个人在运动时的实际感受。如果你感觉到自己这个程度的运动已经相当费力了，坚持不了太久，其实对你来说不管此时的心率情况如何，这已经是较大强度的运动了，强行对照标准是不明智的选择。

高血压患者如何把控运动强度

我们之所以要先介绍健康人群的运动强度，是因为高血压患者的运动强度计算也是以这种计算方式为基础的，只不过高血压的运动疗法倾向于中低强度。研究表明，低强度运动的降压作用比高强度的运动更好，尤其是对中度以上的高血压患者，不提倡高强度运动。

怎样确定高血压患者的运动强度呢？最简单的判断方法还是和健康人一样，看运动时的最大心率，一般参考数是220减去年龄，再乘上百分比的时候，不妨减少10~15个百分点即可，患有高血压的患者理应比健康人的运动强度偏低一些。

当然了，每个高血压患者的情况也有很大的差异，所以对大家来说，数据标准成了一种参考，并不是最主要的，一个更重要的指标还是每个人自己在运动时的感觉。譬如，运动的合适强度要求高血压患者在运动的同时可以说话、哼歌为适宜。

此外要注意运动后以不发生头晕、心慌气短，不是非常疲劳为度。如果运动结束后一个小时心跳频率还是高于平时，那就是运动强度过大。运动后晚上难以入睡，或第二天过于疲乏醒不来，也提示运动强度可能过大了。这时候千万不要认为“我再坚持锻炼一下就能够适应了”，要时刻记住自己患有高血压的事实，这可不是证明自己意志力强的时候，而是要及时调整运动方案，降低运动强度。

如果有测量心率的设备（如今科技发达，运动手环等已经相当普遍了），建议大家结合这两方面找出适合自己的运动强度和衡量方式。

最后要提醒大家的是，运动需要有一个适应的过程。很多患者之前都没有坚持运动的好习惯，所以要从小运动量开始，不能猛然增加运动量，突然做高强度运动。运动前做好充分的热身动作，运动后做好整理动作都非常有必要。

高血压患者如果有血压波动厉害、心绞痛明显、头晕等现象，各方面情况也不太稳定，应当停止运动锻炼，等到服用药物病情稳定后再开始运动疗法。如果是继发性高血压，需先确定原发因素。首先针对原发疾病进行治疗，再安排合适的运动疗法。

运动疗法在确保自己没问题可以运动的前提下，不仅能够锻炼身体、控制血压，还会改变一个人的精神气质，是提高生活品质的重要方式，说不定坚持一段时间后你会上瘾哦！

03 ||| 如何制定你的专属运动方案

> 在制定高血压运动方案的时候，应充分考虑到患者的高血压严重程度以及各个器官的受损程度，还应权衡年龄等因素，制定循序渐进的个性化运动方案，才能达到有益健康的目的。

适量的运动对降低血压、控制体重以及预防高血压并发症都有很好的效果，但是并不是所有的高血压患者都适合运动。运动疗法只适合临界高血压、1期和2期高血压以及病情稳定的3期高血压患者。血压大于220/110毫米汞柱的重度高血压患者以及血压波动很大的3期高血压患者，不适合进行运动疗法。出现过并发症或者患有心室肥大、冠心病的高血压患者也不适合运动。此外，如果你在运动中血压会过度增高，那么也不适合进行运动治疗。高血压患者的运动要达到一定的运动量才会有效果，但是一旦过量又会有一定的风险。所以，想要进行运动疗法的高血压患者，在运动之前应该做一个运动测试，根据自己的病情制定个性化的运动方案。

高血压患者在运动治疗前，需要进行心肺运动试验来评估患者心血管系统在运动中的反应。我们需要在心肺运动试验中了解患者在运动中有没有心率功能障碍，血压会不会异常升高或者降低，运动会不会诱发心绞痛、心肌缺血以及心律失常等症状。另外，还需观察患者在运动中是否会出现头晕、肢体疼痛以及呼吸困难等情况。

轻度高血压患者

轻度高血压患者指的是收缩压在140~159毫米汞柱，舒张压在90~99毫米汞柱的高血压患者。如果患者全身情况较好、年龄不大且没有器质性器官损伤的话，可以在改变不良生活方式和合理进行药物降压治疗的前提下，适当参加一些运动。

运动应该遵循循序渐进的原则，逐渐加大运动量。刚开始进行运动的时候，可以根据自己的耐受程度将时间设定为15～30分钟，以后每隔两到三周增加一次运动量。运动时不能产生疲劳过度的情况，并且要尽可能地持之以恒。

中度高血压患者

所谓中度高血压患者，指的是收缩压在160～179毫米汞柱，舒张压在100～109毫米汞柱的高血压患者。由于血压高的时候进行运动，有可能导致血压进一步升高，易诱发脑卒中、心绞痛等较为严重的并发症。所以，对于中度高血压患者而言，只有将血压降到比较合理的范围之内，才可以进行适量的运动。最好将血压控制在140/90毫米汞柱以内，至少应该控制在150/95毫米汞柱。

如果中度高血压患者在经过治疗后，血压降到了安全水平，就可以开始进行少量的运动。慢步行走、健身操以及打太极拳都是比较适合中度高血压患者的运动。在经过一段时间的适应之后，可以逐渐增大运动量，也可以适量增加一些慢跑、打乒乓球、游泳等运动项目。中度高血压患者应该注意，运动要量力而行，否则就会得不偿失。

重度高血压患者

重度高血压患者是指收缩压≥180毫米汞柱，舒张压≥110毫米汞柱的患者。此类患者应该好好休息，尽快到医院就诊，弄清楚血压高的原因，以便进行降压治疗，运动降压并不适用于此类人群。

重度高血压患者和中度高血压患者一样，也需要将血压控制在140/90毫米汞柱以内，且血压基本平稳控制住以后，才可以考虑是否进行体育锻炼。重度高血压患者一开始可以选择散步等舒缓的运动，适应一段时间并无不适后可以根据自身的状况酌情增加运动量。如果是合并糖尿病、冠心病、慢性肾病等症状的重度高血压患者，应该将血压控制在130/80毫米汞柱以内。

值得一提的是，坚持长期合理的运动有助于降低血压，但是对于大多数高血压患者来说，运动并不能完全代替药物治疗。高血压需要长期稳定的综合治疗，根据自己的病情制定个性化的运动方案，可以对降血压起到很好的辅助作用。

04 ||| 把握你的运动时间

高血压患者的运动疗法方面除了需要注意运动强度以外，运动时间也是十分重要的，选择恰当的运动时间，才能够起到良好的运动效果。运动时间有两层含义，一是在什么时间段运动，二是一次运动多久。

高血压患者在什么时间段运动

每天早晨出门的时候，都能看到小区里、广场上、公园里……许多地方都有早起晨练的老人。老年人睡眠少，一般都能早早起床，锻炼成了他们一天的开始，这种长期坚持早起锻炼也让大爷大妈们都有一定的成就感——任何一种事情能够长期坚持都可以带给人成就感。

坚持运动是保持健康的生活方式的重要内容。然而，我必须在这里提醒大家，晨练并非适合所有的人群。在前面，我们提到过高血压患者一天之中血压波动的情况，其中血压最高的时候就是清晨。早晨起床以后，体内交感神经处于兴奋状态，多数人的血压和心率处于一个相对较高的状态，这个时候正是要防范心脑血管事件最关键的时刻，所以对于老年高血压患者而言，清晨运动更容易出现心脑血管事件。

我曾经在早晨上班的路上，接到过好几次医院打来的紧急电话，说是有老人早晨突发心脑血管事件，而此时正处于夜班和白班交接的时刻，我急忙赶到医院进行处理。这些时候时间就是生命，而生命最根本的保障还是患者本人和家属的十二万分小心。如果不了解早晨并不适合高血压患者锻炼，就极有可能因为一次疏忽，导致不可挽回的可怕后果。许多老年重度高血压患者就是清晨去世的。

在当下社会，空气质量也是个很重要的问题。在城市中，清晨的空气事实上是很差的，特别是很多无良的企业，会趁夜里没人注意排放有害气体，如果选择清晨锻炼，很多时候无疑就成了城市里的"活体空气净化器"，尽管雾霾等空气污染因素对人体健康的影响还没有办法完全弄清楚，但总之不会有什么好处。从这一点上来讲，晨练也并不适合高血压患者。

此外还需要告诉大家，通常所说的"饭后走一走，活到九十九"，对于高血压患者朋友也略有不同。建议大家饭后不要立即锻炼，至少要休息一刻钟再锻炼，大多数高血压患者都是中老年人了，人生也没有那么多需要拼搏奋斗的目标，不必抢着那点时间着急锻炼。

那么高血压患者什么时候运动较合适呢？我先直接抛出答案：老年高血压患者的最佳运动时间为16:00—18:00。不过在实际生活中，很多老人在这个时候没有时间出去锻炼，他们有各种各样的事情要忙，有的是真忙，有的则未必。有时候我叮嘱患者不要晨练，尽量16:00—18:00出去运动，他们就会表示不太现实："那会儿下午的麻将还没有散场呢，散场了就该回家吃完饭了，没时间锻炼。"或者说"16:00要去接孙儿放学回家，带回家了就要看小孩，没时间锻炼。"又或者说"儿女那时候已经快要下班了，该买菜做饭，准备晚餐了，没时间锻炼。"所以我建议晚饭后别着急洗碗做家务，可以稍事休息后，出去走一走，趁着夜还不深，可以锻炼一会儿。另外如果一定要早晨锻炼的话，也不妨做好准备工作，早晨不要太早出去锻炼，太阳出来后再去锻炼；起来锻炼之前，喝杯开水，吃两块饼干；运动不要太激烈，不要过头，做好热身运动。最好有人一同去，假如没人同去，随身带张卡片，写上名字、住址、所患疾病，一旦发生意外时也好及时救护。如果已经查出心脑血管事件的风险比较高，还是安全为主，尽量不要早晨锻炼了。

高血压患者一次运动多久

最后简单提一下一次运动持续多长时间的问题。运动时间加上运动强度，基本上就等于我们平常说的"运动量"了。不同的高血压患者应当按照自己的身体条件，如血压控制情况，安静时心跳次数、年龄以及有无心脏、脑、肾脏病变等，合理选择运动量的大小。运动频率最好是每周4~5次，每次持续40分钟以上。运动时的最大心率必须控制在运动前心率的基础上增加30~40次/分。还可以根据运动后恢复的时间来判断，如果运动后5~6分钟，即可恢复到运动前的血压和心率，说明强度是合适的，超过这个恢复时间则说明运动强度过大。

05 ||| 高血压患者运动时应注意哪些细节

我们已经初步认识到运动有助于控制血压，但是高血压患者一定要根据自身的实际情况，选择健康的运动方式。对于高血压患者来说，运动时注意更多的细节，才能更好地运用运动疗法进行降压。

避开"魔鬼时间"

受人体生物钟的影响，身体的血压在昼夜24小时内产生波动，有时一天中最高血压和最低血压之间可以相差一倍。很多人认为，经过一整夜的休息，每天早晨起床时血压会比较稳定，处于低谷状态，事实上这种认识是绝对错误的。日出时分，人体交感神经兴奋性开始上升，这种情况会导致心跳加快，血压上升。所以我们的血压在6∶00—10∶00时达到了一个峰值，会比一天中其他时间的血压高出20%左右。研究发现，在清晨这个时间段，心脑血管的发病率最高，比其他的时间段要高出50%，所以很多专家称清晨为"魔鬼时间"。

许多高血压患者会选择在早晨进行锻炼，这样做是非常危险的。首先，在城市中，清晨和傍晚的空气污染最为严重，而中午和下午相对比较清洁。其次，在血压达到峰值的时间段进行运动，比较容易发生心脑血管事件。如果没有吃降压药就出去运动，更是会增加高血压脑病和中风的概率。还有很多高血压患者习惯晨起后空腹锻炼，这也是非常不科学的。空腹运动会诱发低血糖，让人感到头晕、目眩，严重时有可能导致昏厥。如果一定要在早晨参加锻炼的话，切记不可空腹，要在饭后休息片刻后再去运动，以防止意外的发生。

及时补充水分

运动后如果出汗比较多的话，就一定要及时补充水分。因为血液中的水分不足，对肾脏不利，还会增加血液黏稠度，增加凝血的风险。对高血压患者而言，有时可能会引发心肌梗死和脑梗死。所以，高血压患者在运动前1~2小时、运动中以及运动后都要适当地补充水分，不要等到感到口渴了才喝水，必要时可以喝适量的淡盐水来补充丢失的钠离子。

不要马上洗澡

运动后洗个热水澡会让人觉得神清气爽，疲劳顿消，其实这样做很不科学，不利于我们的身体健康。因为运动时，肌肉会不断收缩，随着运动量的增加，心率加快，流向心脏和肌肉的血液增加，这种状态在停止运动后还会再持续一段时间。如果运动后立刻就去洗澡的话，肌肉和皮肤的血管就会扩张，流向肌肉和皮肤的血液会继续增加，使得心脏和大脑的供血、供氧不足，进而导致突发心血管系统疾病。所以，高血压患者在运动之后千万不要立刻洗澡，应该先休息片刻，再用温水淋浴。淋浴时间要短，最好不要超过10分钟。

循序渐进，持之以恒

降压是一场持久战，万万不能短期内看不到效果就放弃治疗。运动治疗也需要长期坚持，如果我们停止运动两周以上，那么以前运动所带来的降压效果就会消失不见。现代社会节奏快、压力大，很多人没有运动锻炼的习惯，所以高血压患者在进行运动降压的时候一定要循序渐进。一开始运动时间不宜过长，运动量也不宜过大，根据自身的情况逐渐增加运动时间和运动量。不管制定怎样的运动方案，都不是一朝一夕就能奏效的，所以大家一定不能心急，只有持之以恒，方能收到较为理想的降压效果。

尽量选择有氧运动

人体在进行剧烈运动的时候，交感神经兴奋，血压会大幅度上升，心率会大幅度增快。所以，高血压患者不宜进行举重、快跑、仰卧起坐等负荷过重的剧烈运动。剧烈运动时大量出汗还会导致血液黏滞度增高，引起脑卒中和心绞痛发作，严重者会有生命危险。因此，对高血压患者而言，进行大强度运动，还不如不做。高血压患者应该根据自己的病情、体力、年龄等情况选择适合自己的有氧运动，在进行有氧运动的时候可能会导致血压轻微上升，但是长期坚持运动可以降低交感缩血管神经的兴奋性，帮助扩张肌肉中的毛细血管，还能通过改善情绪起到降低血压的作用。

老人应该结伴锻炼

有的老人喜欢清静，经常独自一人进行运动锻炼，这样做是很不安全的。因为多数老人血压高的同时还会有糖尿病、心脑血管疾病等，和同伴们一起锻炼可以相互照顾，防止意外的发生。

重视运动中的警戒信号

当你在运动过程中感到胸闷、气急、大汗淋漓、缺氧、恶心、呕吐、脉搏超过120次/分的时候，应该立即停止运动，抓紧时间就医。做运动之前要进行适量的准备活动，病情重、体力差的人可以根据自身的状况适量延长准备活动时间。

06 ||| 高血压患者适合多走路吗

对于散步这件事，高血压患者都认可的一种温和的锻炼方式，但是并不是每个人都"会"走路，有时候还有的朋友会疑惑："走路虽然不错，但是走太多肯定也不好吧。"这一小节我们就来谈谈走路那些事儿。

走路锻炼辅助降压

有的读者肯定以为这个话题没什么可说的，走路还有谁不会吗？三岁小孩都会的事情，还有什么好讲的呢？还有些高血压患者认为有了高血压就不能运动了，怕引起血压升高，出现可怕的后果。

首先，正如我们前面几节所讲的一样，大部分的高血压患者都可以进行适当的运动。高血压患者选对运动，坚持运动，可以促进血液循环，扩张微血管，减少胆固醇，从而改善高血压的病况。也就是说，恰当的运动方式可以有效帮助我们控制血压。但是我们也都知道，高血压患者在运动的时候一定不能选择剧烈的运动，而走路可以说是最安全、最有效的一种锻炼方式了。长期坚持走路锻炼，可起到辅助降低收缩压和舒张压的作用。

另外，根据中医的原理，人体的脚底共有100多个穴位，多走路可以刺激机体穴位，调整神经机能，也能达到辅助降低血压的效果。老祖宗传下来的智慧虽然还不能通过现代科学完全解释清楚，但千百年的实践证明，这种说法是有道理的。

姿势错误危害大

通常人们都知道走路姿势有好看不好看的区别，有些人走出来气场强大，有些人走起来姿态优雅，有些人走路就显得吊儿郎当。但对于高血压患者来说，最重要的还是某种走路姿势对我们好不好。我们先谈一种不好的走路姿势——背着手垂着头走路。经常在公园或社区看到很多背着手、踱着步、垂着头、走得不紧不慢的老年人，看起来很悠闲、很舒适，其实这种姿势是错误的，对身体不利。这是为什么呢？

背着手走路，双手是固定的，这相当于给自己的身体上了一把锁，导致我们不能充分活动身体各个部位，同时也不利于身体的放松。另外，背着手走路在遇见地势不平坦的时候，很难迅速地平衡身体，容易摔倒，造成危险，年轻人当然不用顾虑，但是老年人身体的灵活性下降，摔倒是值得警惕的一件事。最后，过分弯腰驼背会压迫心脏，影响心脏的正常功能，有些老人因为驼背没有办法，但能够调整的还是要尽量调整。

走路锻炼的正确姿势

那么调整成什么样的姿势才算是走路锻炼的正确姿势呢？因为是锻炼，所以老年人可以选择正常的走路：身体直立，抬头挺胸，两眼平视前方，行走时两臂配合脚步前后自由摆动，身体重心均匀移动，整个脚掌均匀受力。昂首挺胸，迈大步，摆动双臂。一般快走的步幅为身高的1/3，大步疾行的步幅稍小于身高的一半。这样走的好处是可以缓解压力、放松心情，从而帮助高血压患者保持平和稳定的心情，减少因情绪变化而导致的血压波动。

另外，也可以选择倒步走，具体说来是这样的：集中注意力，把握好身体的平衡以及行进的方向；同时，向后退步时，大腿应尽量后抬，步子也要尽量大，着地时先脚掌再脚跟，身体重心也随之后移。这样的好处是能更好地锻炼机体的关节和肌肉，具有疏通经络、调理脏腑的功效，长期坚持练习能有效地促进血液循环，对于维持血压稳定十分有益。倒步行走法需要患者更加集中注意力，因而能够很好地转移高血压患者消极、抑郁等不良的心理情绪，从而起到稳定血压的作用。

走路锻炼的环境选择

环境最好选择有新鲜空气、多绿色植物的场地，尤其是伴着夕阳美景，既能锻炼又能陶冶情操，使身体和精神都得到愉悦。服饰、鞋袜要舒适合身，鞋要轻便，鞋子最好具有宽松、柔软、弹性、透气的特点，衣服则要尽量选择宽松、吸汗、透气性良好的衣服。

走路锻炼的时间把控

　　每次走路需要持续30～60分钟，否则难以达到走路的锻炼效果，每星期宜运动5～7天，且必须长期坚持。如果身体条件允许，走路速度可以逐渐增快，初期以散步的方式为主，以后渐渐提高速度，最高时达到身体微微出汗的程度，但要以不觉得劳累为原则，且停止运动后心率应在3～5分钟内恢复正常（50岁以上者运动时的心率一般不超过120次/分）。

　　掌握了正确的走路方法，坚持锻炼，这样简单的一种方式能够给高血压患者带来意想不到的收获。

07 ||| 高血压患者可以跑步吗

我们说高血压患者不能参与剧烈运动，跑步算是一种剧烈运动吗？高血压患者跑步可行吗？如果有热爱跑步的，又有哪些注意事项呢？

近年来，随着城市中人们健康意识的提升，跑步已经成为一种大受欢迎的运动方式。很多高血压患者都向我诉苦："我们不能跑步，只能看着身边坚持跑步的人身体越来越好了。"的确，很多跑步相关的活动，都会拒绝高血压患者的参与，不过他们这样做的理由是什么呢？高血压患者真的就不能跑步吗？

许多跑步活动的主办方（例如许多城市都有的马拉松组委会）都给出类似这样的解释："跑步时心率会增加，血流速度明显加快，心脏每次收缩泵出的血量有所增加，相较于平时的静止状态，血压自然会升高。虽然这样的血压升高是正常现象，也是暂时的，且运动停止后就会恢复，但对于血压本来就较高的高血压人群来说却可能蕴含一些危险。"

这样的危险情况是任何活动的主办方都不愿意承担的，高血压人群的血管由于硬化，相比于正常人血管弹性较差，大量的血液冲击血管壁，血管壁又没有能力支撑，结果就是血管爆裂，这是非常可怕的事情。如果是脑袋里的血管爆了，就是脑卒中，也就是我们俗称的"中风"。此外，高血压人群更容易发生冠心病，长时间剧烈运动可能会导致冠心病急性发作，严重可引发心肌梗死。

高血压患者可以跑步吗

合理跑步的确是能够降低血压的，这里所说的降低不是说跑步的时候降低，上面提到了，跑步的时候人的血压肯定会上升，不管是健康人还是高血压患者。

但是在运动结束后，血压也随之恢复到比运动前更低的水平，也就是说跑步有明显的降压效果。

　　有些人可能会担心，跑步过程中的血压升高不会造成危险吗？如果能够了解自己的身体状况，并且以较慢的速度跑步，血压的上升就很有限，不会上升到危险的程度。研究证实，运动可降低安静时的血压，可使收缩压下降10～15毫米汞柱，使舒张压下降4～9毫米汞柱。一次10分钟以上、中低强度运动的降压效果可以维持10～22小时。因此，跑步和其他运动一样，有明显的降血压效果，是高血压重要的非药物治疗手段。

跑步为什么能够降压

　　短期来看，或者说从一次跑步活动来看，跑步能够放松紧张情绪，有利于降压，如果心情平和愉悦，血压肯定会下降，相反，焦虑紧张则会让血压上升。跑步能够改善抑郁、焦虑等不良情绪，缓解精神紧张等，从而预防高血压的发生，对于已有高血压也具有降低效果。长期来看，跑步能够减肥，减肥就能降压。肥胖是高血压的重要风险因素之一，此外如果超重了，还更容易发生高血压、高血脂、高血糖。因此，要降压、降糖、降血脂，都要先降体重。体重下去了，"三高"自然也就下去了。

跑步锻炼的注意事项

　　正因为跑步会让血压一定程度地升高，所以对于高血压患者来说，一定要先控制好血压再跑步。怎么样算控制好了呢？如果安静时血压超过180/110毫米汞柱的患者，肯定是不建议跑步的，如果血压低于此值，但伴有头晕、头痛等症状的时候也不建议跑步。

　　同走路一样，开始进行跑步锻炼也一定要循序渐进，切不可操之过急。我通常建议我的患者从快走开始，不要一上来就跑步，也可以采用走跑结合的方式。跑步就不适合像走路那么频繁进行了，可以每周进行3～4次，一次20～30分钟的跑步。尽量不要长时间、长距离地跑步，一般跑步1个月，就能取得明显的降压效果，但要持之以恒效果才能保持住。

　　开始跑步锻炼以后，建议大家一定要定期检查血压，如在规律跑步、服药期间血压不降反升，建议停止或减量，并及时咨询医生。但通常情况下，能够看到自己的血压降下来了一些，这可以激励自己继续坚持下去。

08 ||| 还有哪些适合高血压患者的运动项目

高血压患者适合能使身心都放松的运动，忌爆发力或者用力过猛的力量性运动。虽然，每个人的身体状况不同，适合做的运动也有所差异，但是了解高血压患者适合做哪些运动，才能更好地制定适合自己的运动方案。

游泳

高血压患者到底能不能游泳是一个饱受争议的问题，有人说游泳可以帮助平稳血压，也有人说高血压患者不适合游泳，其实这个问题我们要具体情况具体分析。游泳是所有体育项目中最能全面锻炼身体各个部位的运动，长期坚持游泳能够使心肌收缩变得更有力，而且可以使安静时的心率减慢，心脏的每一次跳动输出量增加，心血管系统效率得到提高，从而达到一定的控制血压的效果。

但是，游泳同时又是一项比较耗费体力的运动，运动量较大，不符合高血压患者的运动标准，《中国高血压防治指南》推荐的适合高血压患者的运动中并不包含游泳这项运动。所以游泳既是一项非常有益健康和平稳血压的运动，又是一项稍具危险性的运动，高血压患者游泳时一定要格外小心。

比较严重的高血压患者大多会出现血管弹性不足的现象，游泳池的水温一般都低于人体温度，受刺激后血管就会收缩，血压会随之上升。如果在吃了降压药之后血压依旧较高，那么就应绝对禁止游泳，以防心绞痛、心肌梗死、脑血管疾病的发生。假如患者的收缩压不超过160毫米汞柱，舒张压不超过120毫米汞柱，那么游泳不仅不会有危险，反而对治疗高血压有很大的帮助。

游泳前一定要做好准备工作，做徒手操、伸展运动等让肌肉和关节活动开来，以免拉伤肌肉；用冷水擦浴，让身体充分适应水温，以防头晕、恶心等不适症状。在游泳的时候一定控制好运动强度和运动时间，以免出现不必要的风险，一旦有不舒服的感觉就要尽快上岸。游泳的动作不要过快，用力不要过猛，选择适合自己的游泳方式，尽量避免用力过大的自由泳、蛙泳。游泳时要有意识地放松身心，不要过长时间憋气，也不要做一些让血压起伏较大的急性动作，尽可能让自己平和舒缓。游泳结束后最好做一些整理运动，让身体平稳过渡，避免血压波动过大。高血压患者不适合冬泳，因为冷水刺激会让血管发生急剧收缩导致血压进一步升高，很可能诱发脑血管破裂出血、中风昏迷，甚至死亡。

瑜伽

瑜伽是最不受场地限制的活动之一，不管是客厅、卧室还是阳台，只要有一个可以全身躺平的地方，就可以开始瑜伽运动。在练习瑜伽时，各种姿势和正确呼吸法的配合，可以让血液中的含氧量大幅度增加，促进血液循环，从而达到降低血压的作用。此外，瑜伽中的一些姿势可以大幅度伸展颈部，刺激甲状腺素的分泌，使体内的新陈代谢旺盛，血液循环顺畅，血压降低。瑜伽是一种达到身体、心灵与精神和谐统一的运动方式，练完瑜伽后，全身舒畅、心灵平衡，所以长期练习瑜伽的人脾气往往更温和，血压波动幅度也往往更小。

练习瑜伽的高血压患者，可以不用要求自己必须做到标准动作，应该根据自己的身体状况来调整相应的动作和练习的时间，持续练习两个月以上，就会发现自己的健康状况有很大的改善。此外，瑜伽可以消除精神上的压力，使身心都得到放松，缓解血压升高的症状，非常适合那些容易精神紧张的高血压患者。

瑜伽的项目很多，但并不是所有的项目都有适合高血压患者。高血压患者练习瑜伽的时候最好不要练习头低于心脏以及长时间双臂过头的动作。为了安全考虑，应该去正规的瑜伽馆，在专业教练的指导下完成练习，以避免错误的练习方式导致高血压患者身体出现不适。

在进行瑜伽练习前两小时内最好不要进食，早晨起床空腹练习效果最好，晚上睡前两小时也是较好的时间段；要穿着宽松的服装进行瑜伽训练，太紧的衣服不便于身体的伸展和弯曲；不要在光滑的地面或者过软的床上做瑜伽，应在瑜伽垫或者地毯上完成动作；量力而行，动作做到自己的承受极限即可，不必过分勉强；高血压患者做瑜伽时，千万不能做倒立动作，以免发生心脑血管疾病。瑜伽和其他的运动一样，对降低血压有一定的辅助作用，只有长期坚持，才能收到较好的降压效果。但是瑜伽并不能代替降压药物，即使我们在练习期间血压有所下降，也不能擅自停药。

放风筝

放风筝是一项老少皆宜的健身运动，不仅有利于活络筋骨、愉悦身心，而且还能起到很好的降压效果。放风筝能够促进人体新陈代谢、改善血液循环，而且活动场地大多在广场或者郊区，空气和阳光都比较好，对治疗高血压、冠心病都有较好的作用。

在放风筝的过程中，我们的手、腕、腰、腿、足等各个部位都能够充分得到锻炼，当我们全神贯注地放风筝的时候，注意力高度集中，心中的种种忧愁自然也会随之消散，这对我们控制血压有很好的辅助作用。放风筝除了可以降血压之外，还能辅助治疗颈椎病，对心脏和肺部也有很大的好处。放风筝时应该注意场地的选择，不要在建筑物密集的地方放风筝，不但会影响交通，还有可能酿成车祸；不要在高压电线下放风筝，容易损坏电线甚至造成人身伤亡事故；由于放风筝时人是倒着行走，所以应该观察附近的地面状况，避免摔伤。

由于放风筝需要长时间仰头，所以颈椎病患者需注意不要让颈部长时间保持同一个姿势，以免病情加重；老年人和脊椎动脉供血不足的人在放风筝时要量力而行，不要突然转头，以防发生脑血管突然收缩导致血管破裂的危险；高血压患者要根据自身的健康状况，调整好合理的放风筝时间，切不可过度运动。

太极拳

太极拳讲究的是动中求静，通过柔和的动作让人体各个器官的功能得到完善发展，有助于平定人的情绪，是一种非常好的健身方式。长期打太极拳的中老年人，血压平均值一般在135/80毫米汞柱，明显低于同年龄组的其他中老年人。

太极拳重视呼吸的配合，动作柔和，练习时全身肌肉放松，能够促进血液循环，对高血压和动脉硬化均有裨益。打太极拳时，需要做到思想集中、从容不迫，有助于消除精神紧张对人的刺激，是一种修身养性的过程，有利于血压的降低。

太极拳的种类很多，动作有繁有简，高血压患者要根据自己的健康状况选择适合自己的招式。可以打全套太极拳，也可以选择其中的几个动作进行练习。一开始时，应该选择幅度不大且动作简易的招式。

PART 9

日常保健，
对抗"高压"

　　高血压是一种生活习惯病，要想预防和治疗高血压不仅需要积极地配合医生进行药物治疗，还要注重日常生活中的自我调理。高血压还是一种容易突发意外的疾病，患者及其家属如果能掌握一些相关的急救措施，对应对突发意外会非常有利。

01 ||| 高血压患者如何轻松度夏

> 因为夏天温度较高，人体周身血管舒张，血流阻力减小，所以相对于其他季节，高血压患者的血压会有所降低，甚至达到和正常人持平的水平。很多患者会因为自己的血压降低而开始放松警惕，私自减少降压药的服用次数和剂量，甚至盲目停用降压药，这些都是非常危险的事情。

夏季对高血压患者的影响

夏季对血压的影响是因人而异的，有些重症、高龄、动脉硬化的高血压患者在高温时血压不降反升。所以，高血压患者在夏季一定不能放松警惕，要经常关注自己的血压状况。如果有条件，可以在家中自测血压，不能自测也要3～5天去医院测量一次血压。如果发现血压波动过于明显，就应该咨询医生的意见并采取相应的措施。

天气炎热及时补水

夏季天气炎热，出汗比较多，血液容易浓缩，所以高血压患者在夏天应该多喝水，在出汗多的情况下就更加应该及时补充水分。正常情况下，一个人每天需要喝2 000～2 500毫升的水，但是在高温环境下，要根据水分的排出量及时调整饮水量。

高温出行要谨慎

炎热对血压的波动有很大的影响，所以高血压患者在夏天一定要注意避暑降温。现在的生活中，用空调降温已经得到了广泛的应用，高血压患者一定要学会科学使用空调，不要将温度调得过低，应该保持在27～28℃。最好在出门前30分钟将空调关掉，让身体慢慢习惯没有冷气的温度，以免身体突然接触到外面的炎热空气导致血压升高。夏季的强紫外线会晒伤皮肤，高温也比较容易导致中暑现象的发生，高血压患者如果想在夏季进行户外锻炼，应该选择黄昏时分。

降压药物慎调整

夏季，由于人体的周身血管舒张、血流加快以及排汗多等原因，血压会比其他季节稍低。如果血压没有过分降低，就可以继续按照原剂量服药。如果血压在夏季明显偏低，那么按照原剂量服药容易导致血压过低，出现头晕、脑供血不足等各种危险症状。因此，高血压患者在夏季要经常观察并记录自己的血压，以便医生根据监测结果来调整用药剂量。

保障睡眠血压稳

炎热的天气常常会使人难以入睡或睡眠质量下降，高血压患者容易发生夜间血压增高，血压波动较大的现象。因此，高血压患者一定要做好防暑降温工作，保证自己的睡眠时间和睡眠质量。

02 ||| 高血压患者怎样安稳过冬

> 冬季气温下降，低温导致体表血管弹性降低，外周阻力增加，血压会随之升高。此外，人体肾上腺素水平升高，小动脉痉挛收缩，也会引起血压升高。研究显示，冬天，人的平均收缩压要比在夏天高出12毫米汞柱，平均舒张压要比在夏天高出6毫米汞柱，舒张压和收缩压均会随着气温的下降而升高。由于血压的升高和波动，在冬天更容易发生心脑血管意外，因此高血压患者更需要提高警惕，学会自我保护。

冬季对高血压患者的影响

冬天，血压的自我调节功能下降，血压波动较大。患者有时会出现头晕、头胀等症状，严重时还会导致心脑血管疾病的发生，因此最好养成每天定时测量血压的习惯。如果血压变化较大，可以在医生的指导下调整用药量，千万不能自行加大服药量。一般而言，血压波动不超过10毫米汞柱，均为正常范围，不必过于担心。

冬天气温较低，血液循环变慢，人们为了御寒，常常会进食一些高热量的食物。高血压患者应合理安排自己的饮食，以清淡为主，远离"三高"食物，多吃新鲜蔬菜水果以及洋葱、黑木耳等软化血管的食物。吃饭宜七八分饱，因为吃太饱会导致肠胃负担增加，血液集中在肠胃，心、脑等重要器官就会相对缺血，脑卒中、心肌梗死等重大疾病的发生率就会增大。

冬季运动要注意

高血压患者在冬天也要适量运动，以提高身体的抵抗力以及血管对寒冷环境的适应能力。冬季运动一定要掌握好运动时间，不宜过早晨练，以免寒冷空气使血管骤然收缩，导致血压迅速升高。高血压患者要选择适当的运动项目进行锻炼，避免冬泳等耐寒锻炼，因为温度过低会推动血压进一步升高，容易发生脑血管破裂出血、中风昏迷，甚至死亡。

做好保暖工作

由于冬季室内外温差较大，巨大的温差会促使血压骤然升高，进而诱发脑溢血，所以一定要避免从温暖的环境一下子进入寒冷的环境。高血压患者外出时应该充分温暖手脚，出门后应先慢步行走，等到身体适应户外寒冷后再加快步伐。另外，一定要注意保暖防寒，穿厚袜子，戴手套和围巾，帽子最好能盖住耳朵，保护好头、颈、足等部位。穿戴不宜过紧，否则会引起血液循环不畅，造成血压的升高。

03 ||| 控制好清晨血压

> 清晨的血压达到了一天中的最高峰，心脑血管的发病率大幅度上升，所以国外一些学者将这段时间称为"魔鬼时间"。控制好清晨的血压，可以减少心脑血管事件，改善患者的生存质量。

高血压患者的"魔鬼时间"

清晨，人的交感神经兴奋性开始升高，血压上升，心率加快，肾上腺皮质激素和去甲肾上腺素浓度开始升高，血小板活性增强，血黏度上升。这些现象都会增加心血管系统的负担，使冠状动脉压力和应切力增加。

此时我们已经长时间没有补充水分，夜间8个小时会流失600～700毫升的水分，因此血液黏度会在夜间越来越高，天亮时达到最高值。如果早晨起床后感到头晕或者头脑昏沉沉，就表明我们的血黏度过高，影响了大脑的血液供应。

喝水是起床后的第一件事

为了预防6:00～10:00时血压上升过高，早晨醒来的第一件事情应当是饮用200毫升左右的水。这样可以稀释过于黏稠的血液，促进血液循环，有效预防脑血栓、心肌梗死等疾病的发生。

一般而言，健康的人在早晨醒来后也可能会出现轻度的浮肿现象，但是起床活动20分钟左右后这种浮肿现象就会消失。高血压患者如果发现自己早晨起床后面部特别是眼睑部位有明显的浮肿，有时甚至伴随全身浮肿，就应当注意是不是得了肾病。如果发现自己下肢浮肿且起床后浮肿不会消失，还伴有胸闷、气短、心慌等症状，就应该及时查明自己有没有心脏病。

高血压患者起床动作不能过急

　　人在睡眠时身体处于完全放松状态，因此清晨起床时需要一个适应的过程。早晨醒来，不要急于起床，应当先在床上仰卧，活动一下四肢和头颈部，伸一下懒腰，让肢体肌肉和血管平滑肌恢复适当张力，以适应起床时的体位变化，避免因起床动作过猛而引起的头晕。然后再慢慢坐起来，活动几次上肢，再下床活动，这样做是为了防止由于血压波动过大而带来的危险。

养成吃早餐的好习惯

　　吃早餐是每个人都应该养成的良好生活习惯，高血压患者更应该吃早餐。科学研究发现，经常不吃早餐的人比每天吃早餐的人胆固醇含量高出30%，不吃早餐的人血液黏稠度会更高，更容易导致血压升高。从晚上睡觉到第二天吃早饭前的这段时间里，胃内没有食物填充，胃的消化功能还没有完全恢复，如果短时间内进食，食物往往不能被很好地消化和吸收。所以，早餐的时间不应该过早，进食的时候速度也不能过快。

04 ||| 外出旅游需注意

据说，每个人都有一个环游世界的梦想。随着生活水平的提高，节假日外出旅游成为风尚，但如果很不幸您患有高血压，那么外出旅游恐怕就不能随心所欲了，一定要做好充足的准备工作，然后牢记几个注意事项才行。

外出旅游的准备工作

不管是节假日还是平时，每一个高血压患者都应该时刻记住，一定要控制好自己的血压才行。如果打算外出旅游，那么就需要做多方面的准备。因为外出旅游可能有许多方面的风险，例如各种突发事件、旅途过程中十分劳累等。所以，我通常建议高血压患者考虑外出旅游时应慎重为好，能够在家静养就在家静养。

如果的确是很想出去玩儿，那么就自己照顾好自己，做好充足的准备吧。

（1）提前体检。高血压患者在外出旅游之前，应该要做一次必要的体格检查，如果检查结果显示病情稳定，那么出去旅游的安全性就高一点，自己也能玩得开心、放心。对于中度甚至是重度心功能不全者、常频繁发作心绞痛者、血压波动大者、有严重心律失常者等不适宜参加旅游。

（2）选择合适的交通工具。高血压患者外出旅游时，要尽量选择乘坐安全平稳的交通工具，一般以火车、飞机为宜，好在现在我国的高铁网络已经相当发达，与过去相比大为便捷了。之所以不推荐汽车，是因为有人乘车会发生晕车症状，如恶心、呕吐等，这会导致血压升高。如果是跟团旅游，免不了要乘坐大巴车，那么乘车前就不宜吃得太饱，出发前半小时应服用预防晕车药，所以晕车药也是要准备的物品之一。

（3）优先考虑自助游。和人员嘈杂、时间安排紧凑的跟团游相比，选择自助游的高血压患者，可以灵活安排旅行路线，自由乘坐交通工具，合理选择食宿，有利于旅行期间的血压控制。

（4）选好陪同人员。我从来不建议高血压患者独自出游，这是很危险的，一旦发生任何意外情况就麻烦了。所以外出旅游最好有人陪同，特别是老年高血压患者，应该与亲属共同出游。

（5）备好降压药、血压计。为了保持血压在较稳定的水平，应该准备好降压药，如果平时吃的是长效降压药，可以备一点短效降压药。血压计是为了以防万一，如果血压出现大的波动，有血压计在身边可以为紧急处理提供依据。如在旅途中有任何不适，应及时处理或送当地医院治疗。

有了这些方面的准备工作，高血压患者患者才能够放心出游。

旅行在外注意事项

其实旅行对高血压患者也有好处，因为高血压患者的生活质量肯定是不如健康人群的，所以能够到山清水秀、湖光山色的地方游玩一番，既能赏心悦目，又可放松心情、陶冶情操，对血压的稳定很有好处。所以医学上认为，旅游能有效减少心脑血管疾病的发生率。但是旅行在外的风险也是确实存在的，我提醒大家一定要记住以下注意事项。

（1）注意旅行期间的气候变化。高血压患者在旅途中一定要注意保暖，切忌感冒受凉，应该提前了解旅行目的地的天气状况，准备充分合适的衣物，以免到时候需要穿却没有。

（2）饮食不放松。旅行途中的饮食最好还是保持在家饮食的习惯，避免过多的盐分和油脂摄入，避免烟酒。如果一时半会儿找不到看上去能满足高血压患者饮食要求的餐馆，就餐时不妨向服务员要一杯白开水，将过咸、油腻的食物在水中漂过再入嘴，点菜时多点些绿叶蔬菜。

（3）心情要放松。不少高血压患者都是性子比较急的人，平时就难免着急上火。外出旅行，要是遇到不顺心的事，说不准一下子又火冒三丈。旅游的目的是为了放松，心情愉悦才能使血压平稳。原本是高高兴兴的旅游，我们就应该心平气和地去对待旅程中的每一件事情，避免与人争执。

（4）量力而行。高血压患者外出旅游的时候，应根据体力适可而止，以平地徒步为宜，距离不宜太远，应尽量避免登高、爬坡，感到疲劳或出现任何症状应立即休息，切忌逞能拼命登高，游兴大发流连忘返而过于疲劳。

05 ||| 高血压患者如何安排工作

> 很多患者在被告知确诊为高血压以后，第一反应就是"大夫，我还能继续工作吗？"患了高血压未必就不能工作了，要根据病情的轻重来安排。那么高血压患者应该如何安排工作呢？我们一起来聊一聊这个重要的话题。

我们在临床上，通常都是根据高血压病患者的血压高低、症状轻重和心、脑、肾等器官的功能情况，判断他是否还适合继续从事当前的工作，如果不适合就建议他更换更轻松的工作，如果还可以承受也要叮嘱他许多注意事项。

轻度高血压不影响工作

长期的跟踪观察研究表明，轻度的高血压不影响劳动力，患者多能胜任工作，体力活动不必过于限制，也不一定要休息。只有保持经常而适宜的轻体力劳动，才能改善神经系统和血液循环的功能，稳定血压。但要注意的是，应避免剧烈的活动，如举重、疾步行走、逆风而行、大便用力、暴饮暴食等。因为毕竟还是要控制血压，如果完全不注意的话，就可能会让原本是轻度的高血压加重。

中度高血压患者应从事较为轻松的工作

如果是中等程度的高血压，无心、脑、肾等器官并发症者，还可以胜任一般性工作，也就是说，不超过中等强度的体力劳动，但应避免过度劳累，应注意劳逸结合，有条件每天安排午休当属更好。高血压病患者如原来从事重体力劳动，这时应更换一个轻松的工作。如果患者发生心力衰竭、心肌梗死或脑、肾的严重并发症，应该及时去医院治疗，切勿有任何侥幸心理。此时患者以卧床休息为好，其劳动强度要视治疗后恢复的程度来决定。

重度高血压患者需医生评估后再工作

如果是重度高血压患者，即有心、脑、肾靶器官功能损害者，劳动力下降，应结合具体情况适当休息。必须经医生的全面检查确认身体状况以后，再决定是否可以照常工作，从事的工作也必须是比较轻松的，只能从事短期的轻松工作、半日工作和全日休息。如果这样的工作，重度高血压患者还并发了心绞痛的话，就应该休息，停止工作。

必须说明的是，有些职业如飞行员、驾驶员、潜水员，高空、高温作业、重体力劳动对高血压患者均不适宜，最好调离。

"生命至上"原则

对于高血压患者来说，不管从事什么样的工作，一定要遵循"生命至上"原则。因为这是一个充满了竞争的时代，为了生存，每个人都承受着巨大的生活压力和精神压力，不得不奋力工作和应酬，熬夜加班等屡见不鲜。但对于高血压患者来说，这些因素都是控制血压的大敌，所以为了生命，还是要保持平和的心态，做到自己力所能及的程度，张弛有度、知足常乐才好。

有条件的朋友可以步行上下班

如果家和工作地点距离比较近，那么步行上下班就是一种很好的锻炼方式，可以帮助我们控制血压。最容易使血压升高的是自己开车上下班，开车是一项让人紧张的活动，美国一项资料表明，司机握方向盘的一瞬间，血压会升高10～20毫米汞柱。

保持充沛的精力投入到工作中

高血压患者每天要确保自己有8个小时的充足睡眠与适当的午休。即使工作较繁忙，也应有10～20分钟的工间休息，不要一次性长时间工作。另外，各种不同性质的工作交替或轮流进行，亦有助于大脑疲劳的恢复。

要尽量减少工作上的应酬、聚餐等活动

过多的社交活动是十分耗费心神的，高血压患者维持正常的同事关系就好了，不必在工作之外投入太多精力。公司聚餐等活动免不了大鱼大肉、吸烟饮酒，所以也要尽量避免。

一定要注意工作方法

工作时做到忙而不乱，井井有条；注意科学用脑，劳逸结合，张弛有度。每天的工作要有一个大致的计划，不要让自己陷入手忙脚乱的地步，避免引发血压升高的大脑皮质过度紧张。

要有自己工作之外的生活情趣

培养某些业余爱好，如养花、养鸟、钓鱼、欣赏音乐、吟诗作赋等，可以纾解自己在工作上产生的压力，如今一点压力也没有的工作是不存在的，所以要通过工作之余随时调整自己的精神状态，保持心情舒畅。

总而言之，高血压患者如果还坚持在工作岗位上，一定要让自己心平气和，不要让自己过度劳累，不管是身体上还是心理上，只有这样才不会让我们降压的诸多努力白费。

06 ||| 高血压患者洗澡时应注意什么

> 洗澡对于健康人群来说是再普通不过的一件小事，但对于高血压患者来说，如果也认为这只是一件小事，那说明还没有在生活中时刻防范各种可能的风险。有不少老年高血压患者是在浴室去世的。

高血压患者的洗澡禁忌

有的读者可能看了上面那段话感到难以置信："洗个澡有这么可怕吗？"答案是"有"。如果你没有注意一些事项，可能洗个澡就引发了心脑血管事件，导致不可挽回的后果。因为高血压患者，特别是长期高血压患者，他们的身体已经和健康人群很不一样了。虽然外观上看不出来，但是周身血管和心、脑、肾都有不同程度的病变，如小动脉透明样变性，管腔变窄，大中动脉粥样硬化；心肌肥厚并扩大；病情进展极易出现心力衰竭或冠心病；由于长时间的高血压，脑内可形成许多微小动脉病，一旦破裂便会引起脑出血。

我先来谈一谈高血压患者洗澡的几个禁忌。

（1）高血压患者不适宜洗冷水澡。炎炎夏日，冲个冷水澡可以让人神清气爽，一扫夏天的烦闷与湿热。冷水浴也被很多人视为一种锻炼方式，可以使人的心跳加快，血液循环加速，代谢增快，食欲增加，机体抵抗力增强。但是，对高血压患者来说，却是不适宜的。高血压患者洗冷水浴，寒冷的刺激便会加快外周血管痉挛，回心血量增多；体内儿茶酚胺释放增多，使血管进一步收缩，血压继续升高，使已经有病变的心、脑、肾的负担进一步加重。所以，洗冷水澡会加大高血压患者出现心脑血管事件的风险。

（2）不要到公共浴室去洗热水浴。高血压患者不仅不适合冷水浴，水温过高的热水浴也不适合。因为公共浴室内的水温通常都比较高，明显超过体温，并且一般的公共浴室通风设备都比较差，使人感到闷热，呼吸不畅，这样会使血压明显上升，特别是中、重度的高血压病患者更不宜去。

（3）要避免后仰洗头。很多洗发水广告会播出明星后仰洗头的样子，让人们以为这是洗澡时的标准姿势，显得潇洒而舒爽。但事实上，如果我们真的试着后仰洗头，即便是正常人也容易会有头晕的感觉，特别是在通风条件不好的浴室里，热气蒸腾的时候更是如此。此外，还有一种后仰洗头也是需要避免的，那就是现在的理发店里普遍采用的洗头装置。美国纽约医学院神经病学家迈克尔·温特劳布警告说："老年人半躺着，把后颈搁在盆沿上，让别人洗头，有脑中风的危险。"

高血压患者洗澡时的其他注意事项

除了以上比较危险的绝对禁忌之外，还有一些其他的注意事项也值得每一个高血压患者引起关注。前面提过，水温过冷或过热都会导致血压上升，所以最佳的水温是不产生热感或冷感的水温（35～36℃），这样的水温让水流和皮肤表面之间没有任何温差，能够减轻高血压病患者的交感神经兴奋性，有助于降低血压。普通的高血压病患者均可享受温水浴，但应注意下列事项。

（1）不宜饭后立即洗温水浴。由于进食后大量的血液流向消化系统，如果高血压病患者此时洗温水浴，会因皮肤血管的扩张和血流量的增加导致大脑和心脏的供血减少，从而可能发生心、脑血管意外。

（2）洗澡时不宜动作过猛过快。高血压患者，特别是老年高血压患者的血管均有不同程度的硬化，如果突然下蹲或身体前倾过猛，容易发生脑血管意外或心肌缺血，这些健康人群常规的动作高血压患者都要注意避免。

（3）入浴时间不宜过长。特别是用煤气、天然气等热水器的浴室内，时间一长，室内的氧气含量会明显下降，二氧化碳的含量会明显升高，易使高血压患者诱发心绞痛，就连健康人群也不适宜长时间在这种环境下淋浴，身体虚弱的话容易晕厥。

（4）酒后或过度疲劳时不宜入浴。酒后入浴可使血液中的葡萄糖在洗澡时被全身活动和血液循环加快而大量地消耗掉，同时酒精又能妨碍血液中葡萄糖的恢复，伴有高胰岛素血症的高血压患者更不容易恢复血液中的葡萄糖水平，易引起休克，甚至危及生命。

07 ||| 高血压患者上厕所时需注意

> 高血压患者上厕所的时候通常是没有人陪同的，如果这个时候发生任何意外事故，而家人又没有及时注意到，就是一件非常可怕的事情。那么，高血压患者在上厕所时要注意哪些细节呢？

只要患上了高血压，那么生活中的任何一件小事都可能需要患者多加留心，这固然是让许多患者很容易产生自暴自弃的心理，但为了生命和健康，还是不能掉以轻心。这一小节要谈的上厕所这件事情就是比较典型的代表。

高血压患者在上厕所时容易出现以下四种意外。

大便时太用力诱发脑出血

便秘是让人痛苦的一件事情，如果出现大便干燥并且便秘的情况，高血压患者倘若太过用力，则可能增加引发高血压的心脑血管事件的风险。据研究，排便时脑动脉压力可增加20毫米汞柱以上，血压骤升可导致脑溢血，心肌耗氧量增加可诱发心绞痛、心肌梗死及严重的心律失常，这两种情况都有可能造成猝死。

排尿时间长容易导致大脑缺血

老年男性一般都存在前列腺肥大的情况，这会引起排尿困难或者排尿时间长的问题。排尿困难肯定会引起老年人的焦虑，增加紧张感，导致血压的变化。另外，排尿时间长了，膀胱回缩会导致腹压下降，造成血压从大脑流向身体，从而引发大脑缺血，大脑缺血是高血压发病的原因之一。

便后起身快可能造成晕倒

这和洗澡时动作过猛的道理是一样的。在蹲着排便时，下肢肌肉紧张会导致肢体供血不足，如果排便后突然起身会引起脑内血液突然回流到肢体，瞬间起身可能引起脑供血不足造成晕倒。如果是坐在马桶上排便，这种腹部的压力就会大大减小，所以高血压患者尽量选择马桶排便。好在现在公共场合的卫生间都逐渐有意识地增加了马桶的位置，这对高血压患者来说是一件好事。

夜间起夜如厕可能引发脑血栓

夜间睡觉时，人的血液流速会变缓，致血液黏稠，为了上厕所而突然起身会引起血压的突然变化，严重的可以引发晕厥。另外，假如是冬季，夜间气温较低，受冻会导致血管急剧收缩，血压升高，加上血液黏稠，容易导致脑血栓等疾病的发生。

高血压患者，上厕所的风险你们都了解了吗？在生活中一定要注意防范哦。

08 ||| 高血压患者为什么需要定期测血糖

      "三高"之间关系密切，所以高血压患者要对糖尿病、高血脂有深刻的认知，也要有防范的意识。从这个角度上来说，高血压患者一定要定期测量血糖值，以免新增糖尿病让身体状况更难处理。

高血压与糖尿病的关系

    高血压与糖尿病之间的相互影响在医学界和关心健康养生的人群中是一个常识。尤其是肥胖型高血压患者，常伴有糖尿病，相反亦是如此，所以很多专家学者将两者称为同源性疾病。主要原因是：它们可能存有共同的遗传基因，并且糖尿病易引起肾脏损害，从而使血压升高。此外糖尿病患者由于血糖增高，间接引起高血压。测量血糖不仅可以方便医生针对性地用药治疗高血压，而且还可以鉴别高血压为原发性高血压还是继发性高血压。

    统计表明，四成高血压患者10年后会患上糖尿病，而糖尿病患者发生高血压的比例也要比非糖尿病患者高出1.5～2倍。大约一半以上的住院高血压患者伴有血糖异常情况，其中半数高血压患者出现糖耐量异常。而糖耐量异常目前被认为是糖尿病前兆，绝大多数糖耐量异常患者最终会发展为糖尿病。

高血压如何引发糖尿病

    为什么高血压会引发糖尿病呢？研究表明，原发性高血压患者的血糖水平比血压正常的人高，血浆胰岛素也比正常人更高，说明高血压患者的胰岛素降血糖的能力出现了问题。为了维持正常的血糖水平，我们身体的自我调节使胰岛 β

细胞分泌较正常多几倍甚至十几倍的胰岛素来降低血糖，这便造成了高胰岛素血症。这种非正常状态下工作的胰岛细胞支撑不下去的时候，高胰岛素血症会导致其血糖升高、血甘油三酯水平增高、血浆纤维蛋白原升高、高密度脂蛋白降低、高尿酸血症，最终胰岛素的功能逐渐减弱，从而患上糖尿病。

要治疗，更要预防

不论是高血压还是糖尿病，比起药物治疗来说，早期诊断才是最重要的，没有预防，单靠治疗没有前途。所以，高血压患者需定期检测血糖，从而及早检测出血糖异常，预防糖尿病的发生。

除此以外，高血压患者更需注意是改变生活习惯，少吃油盐、糖类，控制体重，加强锻炼，戒烟限酒。在将血压控制在正常水平同时，切不可忽略血糖代谢异常的现象，尤其血压血脂偏高、有糖尿病家族史等高危人群更应注意。

09 ||| 血压突然升高时怎么急救

> 我们前面讲了那么多，甚至有些朋友会觉得生活中各方面细节都要留心、注意太麻烦了，这就是为了防止高血压患者的血压突然升高。不过不怕一万，就怕万一，如果血压真的突然升高，高血压患者及其家人又该怎么办呢？

血压为什么会突然升高

高血压患者的血压有所波动是很正常的，血压有一定幅度的升高可能是由很多原因造成的，这种常规的波动幅度都不会很大，大家也不必大惊小怪过于担心。但有的时候，血压这个平时"蹦蹦跳跳的小兔子"突然变成了"窜天猴"，一下子升到很高，这是怎么回事呢？

一般来说，血压突然升高主要有三种情况。一种是因为某种继发性高血压，例如患急性肾小球肾炎，或者是嗜铬细胞瘤突然发作，使血压突然间升高，血压可以到达200/140毫米汞柱以上，并伴有剧烈的头痛、恶心、呕吐、大汗淋漓、心跳加快、面色苍白等症状。病情来势汹汹，患者自己觉得痛苦不堪，而家属朋友也往往被吓住了。这种情况的出现，大多数都是相对年龄比较小的人而言。

另一种情况是原来就有高血压病史的患者，血压在原来的基础上突然升高，发生这种情况常常有精神过度紧张，情绪过分激动，或者是停止服用降压药，也有少数原因不明的血压升高情况发生，患者本人说不清楚，医生一时间也不明白为什么。这种情况的血压突然升高可伴有头痛、呕吐、视物不清、心慌胸闷，甚至有意识障碍，对于有些患者来说，可能会反复发作。

还有相当一部分高血压患者（尤其是某些初发的高血压患者），他们的交感神经经常处于激活或易激活的状态。这是什么意思呢？就是说他们的心率较快

（常大于80次/分），在轻微活动后即出现心动过速、心悸、面红等。这样的患者在情绪激动、气候变化、内分泌失调等诱因下，其全身的小动脉可出现剧烈地收缩，并会引起相应的血流动力学改变，从而导致血压突然升高（收缩压高于180毫米汞柱）。

血压骤升的危害

血压骤升蕴含着很大的危险，尤其是对于老年患者来说，一次血压骤升很可能就意味着已经从"鬼门关"上过了一圈。所以，在谈论具体的应付血压骤升的办法之前，最好还是先预防。而最好的预防方式莫过于严格遵守治疗方案，控制住血压，从根本上杜绝血压突然升高的可能。因此高血压患者一定要在生活中多留心（也不要过度焦虑紧张，那样也会导致血压升高），做好各方面的降压工作，控制住自己的血压。

血压骤升怎么办

作为家属或者同事，遇到这样突然发生的事情，要告诫自己不要慌张，在拨打急救电话后可以做一些简单的处理。先要稳定患者的情绪，让其躺下，头部略微抬高，立即给予口服或者舌下含服起效快的降压药，在紧急情况下，不必要拘泥于药物的选择，找出适当的降压药物就可以服用。

如果是神志清醒的患者，可以询问一下目前的治疗情况。要是患者从未服用过降压药物，可以先给予小剂量降压药，十分钟以后，再测量血压，如果血压没有降低，再次加量服用；如果遇到正在服用药物的高血压患者，不必减少药量，直接给予口服，再观察血压。

可能有的读者还想问一问这种情况下适合服用的降压药具体有哪些，以便随时准备一点带在身上，以备不时之需。目前，临床上常用的口服短效降压药有四种：即可乐定、卡托普利、硝苯地平、柳胺苄心定。其中硝苯地平、卡托普利的降压效果较快，一般在服用30分钟内即可起效，1~2小时后可达到最大疗效；可乐定、柳胺苄心定一般在服用后1小时起效，2小时后可达到最大疗效。

对突发血压升高的患者，待血压稳定以后，一定要查明原因，积极治疗，防止再次发生。如果能够查明引起患者血压升高的原因，不管是情绪、场景、某种特定的东西，都可以嘱咐患者在今后的生活中尽量回避。

PART 10

////////////////

对抗高血压，
还需一剂"心药"

　　大多数人都知道按时定量吃药、多运动、少盐少脂肪、睡眠充足才能有效控制高血压，但是有些高血压患者在严格执行治疗后血压仍然居高不下，这时就要考虑是不是患者的心理对高血压的影响。

01 ||| 心理状态对血压的影响

> 人都是有七情六欲的，但是我们前面很多地方都提到过，比较激烈或是极端的心理状态对高血压患者极其不利，有的时候还可能因为情绪激动引发心脑血管事件，《三国演义》里面就有"孔明三气周公瑾"把周瑜气死的传说。心理状态对血压到底有什么样的影响呢？

高血压也是一种心身疾病

目前，医学界公认为原发性高血压病是一种心身疾病。所谓"心身疾病"就是说是一种其发生发展与心理社会因素密切相关，但以躯体症状表现为主的疾病。也就是说，原发性高血压的产生可能不是患者朋友没有注意饮食和其他生活方式，而仅仅是因为他"情绪不好"。这并不是耸人听闻。

心身疾病患者的心理因素包括各种不良的心理应激反应，心理应激就是我们在某种环境刺激作用下由于客观要求和应付能力不平衡所产生的一种适应环境的紧张反应状态。例如经常性情绪紧张、各种负荷的精神状态（焦虑、恐惧、愤怒、抑郁等）以及某些性格特征。

情绪长期受到压抑、生活每天处于矛盾的心理状态中（如很多年轻人渴望社交又害怕与人交谈）是引起高血压的重要原因。一旦患上了高血压，患者又容易产生以上这些不良情绪，导致高血压病和负性心理因素互相影响，互为因果，造成恶性循环，使病情逐渐加重。

心理因素导致血压升高后，反应在身体上的主要病理变化就是发生在血管的病变，首先是情绪引发全身的小动脉在初期发生痉挛，而在后期发生硬化。现代社会生活节奏加快，长期处于紧张的工作或学习环境下，会导致大脑皮质兴奋和抑制过程失调，引起全身小动脉痉挛，使血管外周阻力加大，致使血压升高，这就是年轻人患高血压的病理原因。

长期反复的精神刺激因素，或强烈的负性情绪，通过中枢神经系统而引起大脑皮层、丘脑下部及交感肾上腺系统的激活，逐渐导致血管系统的神经调节功能紊乱，引起心率、心输出量、外周血管阻力、肾上腺皮质、肾上腺髓质等功能变化，开始是在负性情绪的影响下出现阵发性的血压暂时升高，经过数月、数年的血压反复波动，最终形成血压持续性升高的高血压病。

诱发血压升高的心理因素

影响血压的心理因素有多种。既然原发性高血压可以由心理因素引发，那么我们就以这种高血压为例来说明。相关研究表明，原发性高血压的患者具有相似的人格特征：他们具有被压抑的敌意攻击性和依赖性之间的矛盾，焦虑甚至抑郁，是多型性的。

国外对心理和高血压的关系研究比较早，也比较深入，他们观察发现，暴露于竞争情况下的时候，A型性格的血压和血浆肾素活性有较明显升高，对应激呈现高反应性，也就是反应比较激烈。A型性格是什么特点呢？就是争强好胜，时间紧迫感强，容易急躁，产生敌意。

A型性格的产生有什么规律吗？我们知道，一个人的性格形成有多方面的原因，概括起来包括外界因素（环境因素）和遗传因素两种。环境因素是我们可以控制、选择、调节和应对的，而遗传因素我们没办法选择，是天生的，但可以通过后天影响它。环境因素方面，人们为应对生活中的事件产生的情绪反应，对人的血压有明显的影响。焦虑、紧张、抑郁、愤怒、恐惧等都能导致血压升高，而且焦虑和抑郁都是精神科的独立的疾病。遗传因素方面，基因的表达导致性状，并且和出生后的家庭环境有很大关系。

原发性高血压患者大多数好胜、易激动、过分耿直、认真、固执、求全、强迫性和绝对权威性，对自己要求过分严格；有的为了取得成就而感到有压力，不易暴露自己的思想，常伴烦恼与焦虑；对自己的现状常常不满足，总想在工作中有所作为，而常有紧迫感和压力较大；有的个体则表现为内向压抑、多疑敏感、自卑胆小、缺乏安全感等。

但是这种个性特征不是高血压患者特有的，不过它们必然会对血压升高产生很大的作用。而焦虑和易于发生心理冲突的人容易患上高血压。

02 ||| 高血压患者需要做心理治疗吗

　　既然心理状态对血压有很大的影响，甚至还能直接引发高血压，那么在吃降压药的同时，高血压患者还需要做心理治疗吗？药物治疗和心理治疗同时进行，再配合前面提到的生活方式的治疗会不会效果更好？

药物治疗依然是主流疗法

　　上面一节我们已经谈到了，精神紧张、情绪压抑、心理矛盾等因素可以导致高血压的病理过程已被国内外学者所公认。尽管高血压还有其他的诱发因素，但面对这样一个复杂的疾病，我们如果能更全面地从各个方面去解决它，当然能取得更好的效果。

　　但是目前，对于高血压的治疗，临床医生大多还采用单纯药物治疗的方法，但效果并不十分理想。服药后，有些人血压居高不下，另一些人血压则出现明显波动。现代医学专家认为，心理治疗对高血压病的治疗有着十分重要的作用。

　　可能有些朋友就会质问医生："既然你们知道心理治疗也很重要，为什么还要在临床上只采用药物治疗一种方法？"面对这样的质疑，我们也很无奈，这还是由于我们国内医疗资源不足造成医生能够分配给每个患者的时间太短，而心理治疗需要耗费大量的时间，医生本来就已经超负荷工作了，很难在一个患者身上花费太多的心理治疗时间。

心理治疗的作用机制

　　一般来说，轻度血压升高的高血压患者无需服用降血压药物，单独心理治疗就可起到降血压目的。治疗措施主要针对造成紧张、压抑的心理因素，一方面要加强自身修养，改正不良个性，提高心理素质；另一方面要注意改善人际关系，建立起适当的、规律性的工作、生活、休息习惯，保持足够的睡眠。对于中度以上的高血压病患者，除了采用以上的心理治疗措施外，可在医生指导下适当服用一些降压药物。

　　心理治疗就是改变患者的心理状态，也是消除高血压病原因的根本办法。只有解除患者的异常心理状态，才能从根本上解决发病原因，彻底消除引起血压高的问题。大家不妨试想一下，如果患者本人有比较严重的心理问题，而他自己和家人很难调节好，心内科的医生不管怎么给他开药，也很难真的把他的血压降下去。"那让他同时也看精神科不就好了吗？"目前精神科医生只是针对抑郁等比较严重的心理疾病接诊患者，其实我国还需要大量的心理医师才行。但中国人往往认为看心理医生说明这个人心理变态，社会上还没有从认识上接受看心理医生是每个人都可以做的事情这个事实。

心理治疗有明显的降压效果

　　因本书篇幅有限，社会问题和人们的观念问题不是我们讨论的重点，只是稍微提醒一下本书的读者就好。抛开这些问题不谈，我们单纯地看心理治疗与高血压之间的关系。研究表明心理治疗对高血压有广阔的前景。主要方法有我国的气功、印度的瑜伽、日本的禅道，以及各种心理放松训练。目的是通过主观的意念支配，有意识地使自身生理过程处于副交感神经活动占优势的状态，而抑制交感肾上腺系统的过度兴奋。太极拳则是一种动作缓慢，活动柔和，动中有静和肌肉放松的全身运动。研究表明，通过采用上述干预措施治疗原发性高血压，降压效率高达77.5%，明显高于未采用的12.5%。

　　中医经典《黄帝内经》里面说："法于阴阳，和于术数，精神内守……病安从来。"我们传统文化里十分重视人和自然环境的协调统一，人和社会的协调统一，人自身的身心协调，主张通过生活习惯的改变增强体质，消除疾病的发生因素。强调通过排除内心的杂念而使精神内守，主要是通过心理情绪的调节，来恢复人体的阴阳平衡。

　　总而言之，高血压患者的心理治疗十分重要，其重要性甚至不亚于药物治疗。所以读过本书的患者，一定不要忘了保持情绪稳定及轻松愉快的心态，提高心理素质，改变不良的心理状态，注意休息，保证充足睡眠，劳逸结合，适当运动，饮食结构合理，养成良好的生活习惯。

03 ||| 常见的心理疗法有哪些

如果大家读了上一节，对心理疗法有了正确的认识后，可能就会有些朋友愿意尝试一下。但因为现实条件的限制，医院里治疗高血压的大夫不太可能针对每个患者有心理治疗计划，所以心理疗法主要还是靠大家自己。

药物治疗效果不佳时可考虑心理治疗

我们都知道，幸福的感觉不是取决于一些绝对的标准，例如富贵、权力、美丽，有钱人、身居高位的人、长得漂亮的人，他们都有可能生活得很不幸福。幸福主要还是一种主观的感受，我们的传统文化常说"安贫乐道""知足常乐"，就是说不管我们物质条件如何，我们总是能够通过主观努力获得幸福生活。

药物治疗效果不佳的高血压患者在生活中面对烦恼的事情，从客观标准上来看与治疗效果显著的患者相比基本相同，但是他们却在面对这些烦恼的事情时表现出了更大的"负能量"，没有办法很好地应对。但高血压病的心理疗法在临床治疗方面是非常重要的，如果一个人因为自己得了慢性疾病，甚至是不可治愈的疾病，而终日心情郁闷，性情急躁，这往往加速病情的发展，不利于治疗。有些高血压病患者的情绪不稳定，使得药物控制后的血压变化明显，给治疗带来了许多困难。所以，高血压患者可以自己通过心理疗法来改善自己的血压状况。

保持积极乐观的情绪

积极乐观的情绪对人的身体健康非常重要，它可以给人带来生机和希望，给人以排除困难的勇气。而消极、低沉的情绪对人的身体健康是非常有害的。长期郁闷的情绪，突然而来的强烈精神刺激，都可能导致死亡。正如《黄帝内经》所说"精神内伤，身必败之"。情绪状况和身体疾病是相互影响的，一个开朗乐观的人得了慢性疾病以后，如果没有关注心理状况，性格也可能发生变化，原来开朗的性格也会变得阴沉。

学会克服不良的心理影响

有些患者说："我的确是总想要保持积极乐观的情绪，但是生活中倒霉的事情一件接一件，我都快被气死了！"有些性格内向的患者甚至都不会这样说出内心的烦恼，只是默默地忍受着不良的心理状态，同时也默默地忍受着这些心理状态对健康的侵害。

当患者被确诊为高血压时，往往会有沉重的心理压力，再加上疾病所致的各种痛苦，以及治疗的麻烦等都会对心理状态产生影响。通常来说有三种类型：第一种是自怨自艾型，他们对自己的病情完全失去了信心，精神上非常沮丧，认为自己是社会和家庭的"包袱"，不愿接受治疗；第二种是怨天尤人型，他们情绪易激动，常常责怪家人照料不周，埋怨医务人员未尽心尽责，总觉得谁都对不起自己；第三种是服从依赖型，他们往往按时就诊、服药、检查，实际上一点也没有发挥自己的主观能动性。这三种患者的不良思想情绪都是大家要尽量克服的。

抵御不良的社会心理压力

心理问题的来源也很可能是来自外界，人生活在社会中，遭受到各种各样的社会心理压力是在所难免的。调查表明，不良的社会心理压力可增加心血管疾病的发病率。高血压作为一种心身疾病，另一种含义就是在不良的社会因素刺激下，使人体的生理功能发生紊乱，内分泌失调，结果导致血压升高。

俗话说"天有不测风云，人有旦夕祸福"，生活中有许多事件的发生是人力不可阻挡的，往往是不可预知的。工作上、学习中各种各样的外在压力我们都是无法避免的，我们可以做的是采取一种正确的、积极的态度去对待，要正确处理好生活中的事件，培养自己对生活的兴趣，积极参加一些有益的活动和社会团体。只要坚持不懈，久而久之，也会对病情恢复产生积极的作用。

我们始终要相信，心理治疗并不困难，只要有意识地对自己的心理状态多加关怀，明白什么样的心态才是有益健康的，长期坚持，配合药物治疗，就一定能把血压控制在一个平稳状态。

04 ||| **不控情绪，难控血压**

> 如果我们控制不好自己的情绪，那么还有可能控制好高血压吗？对于一些情绪管理能力较差的朋友们，也就是常说的"我控制不住我自己"的那些朋友，我必须告诫你们：不控制好你的情绪，那就很难控制好你的血压。

在这一节里，我们不去谈心理治疗的医学原理，也不去展开分析心理疗法的具体做法，毕竟每个患者面临的心理问题都是不一样的，我就算写十本书也写不完这个问题。我在这一节里把我亲手治疗过的两个典型的没有控制好情绪导致血压始终控制不好的患者的故事分享给大家。

反腐风波

第一个案例：魏先生，49岁，金融高管。魏先生是一家国有大型银行在某市的高级管理人员，收入丰厚，他坦言自己是一个完美主义者，做事要做到极致，容不得半点瑕疵。正是追求完美这种行事风格，让魏先生从一开始的一无所有脱颖而出，在事业上取得非凡的成就。但后来在一轮反腐风暴中，银行系统也是重点排查对象，魏先生自己本人其实没有什么问题，但他所管理的该市许多网点负责人都出了问题，他本人心里明白，经历了这次事件以后，他的事业道路基本上止步于此了，魏先生从此陷入了抑郁之中。

在发生这一切之前，魏先生是个雷厉风行的人，也没有查出有高血压。他来到我的诊室的时候已经面容憔悴，愁容满面，弄清楚他身体上明显的症状是胸闷、心慌、头痛以后，我又简单询问了他是否有心理上的问题，但他大概不愿意和我多谈，只是说有时候心情会不好。我当时也没有多问，便为他制定了药物治疗的方案。

但是几个月以后，他来到我的诊室里面，检查结果发现血压不仅没有降下去，反而还比最开始略有上升。这期间的几次问诊我也都询问过他，他始终没有对我敞开心扉谈论他事业上的问题。最后我都有些生气："你真的没有别的心理上的问题吗？你告诉我，我肯定会为你保密的，如果你什么也不说，我恐怕也对你的高血压无能为力。"其实这也是偶然，那天不知道什么原因，患者并不是太多，我才决定和他认真聊一聊。他表现出愿意多谈以后，我又逐渐尝试多问了一些信息，才了解他早已有不轻的抑郁症状，就叮嘱他同时去精神科开一点治疗抑郁症的药物，并且应该接受心理治疗。

但是他的心理治疗进行得很不顺利，并没有起到很好的效果，之后来过几次以后，他就没有来过我的诊室了，也许是想换个环境生活去了别的城市吧。不过这样对他也好，如果始终在这一个地方，他肯定难以从心理问题中走出来。

电梯恐惧症

第二个案例，刘女士，54岁，家庭主妇。刘女士的问题比较特殊，她在一开始来我这里就诊的时候就告诉了我，他们小区自己那栋楼里的电梯有一次坏了，直接坠落下来，因为是高层住宅，里面的几个乘客非死即伤。那天她正好回家碰上这件事，而她自己家住在十五层，从此以后就对电梯有一种深深的恐惧心理。

刘女士之前体检的时候，也查出过血压比正常人略微偏高，但从那以后，她拒绝乘坐电梯，看到电梯就害怕，时间长了以后，身体也出现了问题，出现了高血压的各种症状，整个人性情大变。

我一开始就告诉她，她对电梯的恐惧恐怕是引发高血压的主要原因，但是她却说没办法，她家住在十五层，下楼还好，如果爬楼梯上楼累都累死了，虽然她在心理上非常抗拒乘坐电梯，但是很多时候不得不坐。而一进了电梯，她就心跳加快，直冒冷汗，她自己都说"那个时候肯定血压飙升"，一直胆战心惊，直到从电梯里出来，站到了地面上，她才能逐渐缓解，但也要过好久才能完全缓过来，并且最近缓过来的时间越来越长。刘女士虽然治疗了很长的时间，但效果一直不好。我最后建议她不妨搬个家，从十五楼换到一楼或者二楼居住，但由于各种各样的原因，始终没有照做，所以刘女士的高血压也越来越难以控制。事情已经过去好几年了，最近一段时间好像有所好转，大概是刘女士能够逐渐克服心理障碍了。

从这两个案例中我们可以看出，如果不控制好情绪，的确很难控制好血压。

05 ||| 高血压患者稳定情绪的良方

高血压患者情绪控制的重要性，想必我已经不必多说了。但是情绪控制并不仅仅是心理上的问题，更是和疾病治疗、生活方式密切相关。因为我们生活中每一件事都会影响到我们的情绪，所以稳定情绪的良方也要从生活中各方面入手。

高血压本身是一种慢性、进展性疾病，这就意味着患病后，患者要长期与它相处。由于治疗用药的漫长性及病情进展的不良预后，患者容易产生焦虑、抑郁或紧张不安等不良情绪。这些不良情绪是控制血压的大敌，和病情相互影响，容易形成恶性循环。所以，这些不良情绪是每个高血压患者都需要有意识消灭的。那么高血压患者情绪不稳定怎么办？如何保持情绪稳定呢？

保持情绪稳定在心理学上有非常多的学说和理论，但我们只讲一些实用的技巧，也只讲针对高血压患者的技巧。保持情绪稳定先要摆好心态，不良情绪肯定是不能郁积在心理任其"发酵"的，适当的宣泄情绪，采取合适的方式、时间、场合就是没有问题的。但是有时候这也成为高血压患者纵容自己情绪发泄的依据，凡事过犹不及，如果纵容情绪发泄反而有害身体健康，因为激烈的情绪刺激还会明显地导致血压升高。我在下面为大家提供了高血压患者保持情绪稳定的几种方法。

在心态上要正确认识疾病，主动配合治疗

高血压虽是需要长期治疗的慢性疾病，也很难完全治愈，但并非不治之症。自暴自弃和放任自流都是极端的不良态度。每一个高血压患者都应该多多学习相关的知识，做到正确认识疾病，只有认识上正确了，才有可能更好地配合治疗。

只要坚持长期合理的有效治疗，血压完全可以控制，还能减少严重并发症发生。所以大家一定要树立信心，积极配合，遵医嘱服药，定期检查，和医生共同努力，控制好我们的血压。

避免不良刺激，保持心情愉快

一些不良的情绪会通过增加有关激素的分泌，促使小动脉痉挛收缩而使血压产生波动、升高，甚至发生心脑血管并发症。而愉悦、轻松的心情有益于稳定血压。因此，高血压患者应尽量避免各种强烈的或长期的精神打击或刺激，一旦遇到这些负性刺激，如果实在难以积极应对、及时解决，那么也要学会"冷处理"。世上没有时间不能解决的问题，如果有，那也只是时间本身。

培养业余爱好，丰富精神生活

我们不可能为了解决情绪问题，坐在沙发上和情绪较劲，通过业余爱好转移注意力是比较好的一种方法。为缓解工作、生活压力，要适时放松紧张的精神状态，可有目的地培养和开展一些清闲、优雅、能陶冶情趣、宁静心神的个人爱好和业余活动，如观察花卉鱼草、欣赏轻松的音乐、练习书法绘画等，并可根据自己的体力情况，适当参加一些诸如旅游、垂钓、跳舞等娱乐活动，从而达到消除紧张疲劳、放松心身的效果。

适当运动促减肥

经常运动，参加体育锻炼，可提高心血管系统性能，使血管的舒缩运动趋向正常化，并可降低血糖和血脂浓度，缓解和预防高血压。而减肥也是降血压的良好方法之一，它不但可以降低血压，还可有效地预防动脉粥样硬化。减肥应采取适当节制饮食、增加活动量的综合措施，不能乱用泻药减肥。如果成功减肥，每个胖子都会很开心，其他事情也就不是什么大事了。

生活起居有规律

根据人体的生物钟节律要求，必须养成按时睡眠、按时起床、按时就餐的良好习惯。对于高血压患者，生活规律是稳定血压、恢复健康的保证。因此，高血压患者要保证充足的睡眠时间，睡前1小时避免过度的思维活动或看电影、电视等，年轻人更不要玩紧张刺激的网络游戏。

饮食以低脂肪、低胆固醇为主

合理的饮食可以帮助高血压患者稳定情绪，限制动物脂肪（如猪油、奶油等）以及含胆固醇较高的食物（如蛋黄、鱼子等）的摄入，多食用植物油，如豆油、菜籽油等，因植物油中含有不饱和脂肪酸，可促进胆固醇排泄，减少血液中胆固醇的含量。多吃含碘食物，如海带、紫菜等海产品，因为碘可减少胆固醇在动脉壁的沉积，防止动脉硬化的发生。如果能长期坚持健康的饮食方案，那也一定会带给人很大的成就感。

06 ||| 音乐能够调整高血压患者的心理状态吗

从20世纪40年代开始，人们开始将音乐作为一种医疗手段，用于某些疾病的康复治疗，如降低血压、减轻疼痛、消除紧张情绪等。

不同的音乐对人的情绪有不同的影响

音乐可以改善人的神经系统、心血管系统、内分泌系统的功能，轻松欢快的音乐不仅能给人带来美妙的享受，还能促使人体分泌有利于身体健康的激素、酶、乙酰胆碱等活性物质，从而起到调节情绪和改变血液循环的作用。

研究发现，不同的音乐对人的情绪和行为有不同的影响。轻柔的音乐能让人的血液循环减慢，活泼的音乐则会加快人体的血液循环；亢奋的音乐能让人体的肌肉紧张，慢拍的音乐会让人慢慢放松下来。听古典交响乐能让人调整心绪，克服急躁的情绪；听宏伟、粗犷的音乐，能改善人悲观消极的心理状态，帮助人树立信心、振奋精神；旋律优美、富有诗情画意的轻音乐能消除紧张情绪，让人心情愉悦、气血通畅。

音乐疗法的作用机制

音乐疗法利用人与音乐的特殊关系来改善人的健康状态，是一种健康、自然且十分愉快的治疗方法。音乐能引起主管人类情绪和感觉的大脑的自主反应，而使得情绪发生改变，从而用来纠正不正确的心理状态。很多研究结果表明，听轻柔、舒缓的音乐可以缓和、平复人的焦虑情绪，从而达到降低血压的作用。音乐还能刺激人体的主动神经系统，影响心脏血管系统，使血液循环畅通，加速体内废物的代谢，促进机体恢复并保持健康状态。

选曲

音乐治疗应选择符合自己性情的音乐，这样才能取得比较好的治疗效果。治疗高血压，宜选用节奏舒缓、旋律悠扬的古典音乐或轻音乐，如《高山流水》《平湖秋月》《潇湘水云》《春江花月夜》等，西方乐曲如舒伯特、巴赫、莫扎特的轻音乐也能起到很明显的降压效果。

如何进行音乐治疗

在进行音乐治疗的时候，要选择清静、远离噪声的环境，患者在听音乐的时候，应该尽可能地排除各种干扰，全身心地沉浸在乐曲的意境之中。可选择使用立体声耳机，播放音乐时，要注意控制音量，不宜音量过大，一般在40分贝左右。高血压患者不宜听太过嘈杂、节奏疯狂的乐曲，以免耳内末梢神经紧张，引发血压骤然升高。听音乐的时间要适当，不宜过长或过短，一般为1个小时左右，每天听2～3次即可。

PART 11

高血压并发症
知多少

　　人们之所以谈高血压色变，不是因为高血压本身有多可怕，而是因为高血压导致的各种并发症对人体的危害甚大。高血压患者应该将血压控制在合理水平，防止并发症的出现。

01 ||| 高血压会引起哪些并发症

任何人都知道，血液就是人体的"汽油"，没有血液的流动，全身各处的生命活动就无法进行了，所以血液相关的疾病一定会在全身各个部位都引发一些或大或小的并发症。这一节我们就来了解一下高血压常见并发症。

我们都知道，高血压是多种心、脑血管疾病的重要病因和危险因素，与高血压关系最密切的脏器，如心、脑、肾，都很容易因为高血压的缘故，导致脏器功能衰竭，并且高血压是引发心脑血管疾病死亡的重要原因。

高血压并发症产生的基本原理都是一致的，多由于动脉压持续性升高，引发全身小动脉硬化，从而影响组织器官血液供应。如果长期血液供应不足，那么相应的组织器官就会"坏掉"，从而出现病变。

一、高血压危象

高血压危象是指原发性和继发性高血压在疾病发展过程中，在某些诱因的作用下，血压急剧升高引起的一系列临床症状，是高血压过程中的一种特殊临床综合征。高血压危象以交感神经强烈兴奋、靶器官急性损害和血压突然升高，并且血压升高负担较大、病情进展迅速为特点。

出现高血压危象的时候，患者的收缩压可以高达220～240毫米汞柱，舒张压甚至可以高达120～130毫米汞柱左右。这是十分惊人的，远远超出正常的血压值。高血压危象常见的诱因有骤然停用降压药物、寒冷、劳累、精神创伤、内分泌失调和嗜铬细胞瘤发作等。主要发病机制为：小动脉发生强烈痉挛，微血管内凝血，血压急剧上升，影响重要脏器血液供应而产生危急症状。高血压危象的发生跟个人的体质有关，在高血压早期与晚期都有可能发生，因此是我们最需要防范的高血压并发症。临床上的症状主要表现为烦躁不安、气急、皮肤潮红、出汗、视力模糊、头晕、头痛、心率加快、恶心、呕吐、口干、尿频、排尿困难及手足颤抖及相应的靶器官缺血等。

二、高血压脑病

高血压脑病是由于动脉压急骤升高，导致脑小动脉痉挛或脑血管调节功能失控，产生严重脑水肿、急性全面脑功能障碍的一种急性脑血管疾病。国内调查显示，原发性高血压导致高血压脑病发病率为1%，因为高血压本身发病率高，所以看起来比例不高，但由于我国人口众多，导致实际患病人数不少。症状多以严重头痛开始，在12~48小时内充分发展，烦躁、头痛、呕吐（常呈喷射性）、视力障碍（可为暂时性失明）、局部肢体或全身抽搐、轻度偏瘫或肢体肌肉强直、失语、甚至昏迷。

高血压脑病发病机制目前有两种学说：一种是过度调节或小动脉痉挛学说。正常情况下，脑血管随血液变化而舒缩，血压升高时，脑血管收缩，血压下降时舒张。当血压急剧升高时可造成脑膜和脑细小动脉持久性痉挛，使毛细血管血流量减少，甚至微血栓形成，导致脑组织缺血缺氧，进而出现脑水肿、颅内压增高。另一种是自动调节破裂学说，同位素检测显示，脑膜血管在血压升高时收缩，血压下降时扩张。正常人平均动脉压（MAP）60~120毫米汞柱时脑血流量保持恒定。当MAP≥180毫米汞柱时，自动调节机制破坏，脑血管突然被动性扩张，脑血管过度灌注，渗透压增高，血液内成分外渗，造成脑水肿和颅内压增高。

三、心力衰竭

高血压是心力衰竭的常见原因之一，研究发现高血压使心力衰竭的概率提高了2~3倍。调查显示，我国心力衰竭的患者中，12.9%合并高血压病。Framingham研究显示，91%患者心力衰竭前有高血压，而降压治疗可以使心力衰竭的发生率减少55%。血压高时心脏后负荷增加，左心室舒张顺应性降低和肺动脉压升高，于是发生心肌代偿性肥大，左心室肌壁肥厚，心腔显著扩张，心脏重量增加，当代偿不足时，心肌收缩力严重减弱而引起充血性心力衰竭。此外，高血压往往同时合并缺血性心脏病，负担加重的心脏处于缺血、缺氧状态，造成心室肌功能不全，均会导致心力衰竭。

四、慢性肾功能不全

慢性肾功能不全（CRI）患者的高血压有以下3种情况：原发性高血压合并有CRI；高血压导致CRI；慢性肾病（CKD）引起的肾性高血压。无论哪种情况，高血压均是CRI病程进展的独立危险因素。发病原因是长期高血压导致肾的入球小动脉硬化，使大量肾小球和肾小管因慢性缺血而发生萎缩，并继以纤维组织增生（又被称为高血压性肾硬化）。残存的肾单位则发生代偿性肥大、扩张。在肾硬化时，患者尿中可出现较多蛋白和较多红细胞。在疾病的晚期，由于大量肾单位遭到破坏，以致肾脏排泄功能障碍，体内代谢终末产物，如非蛋白氮等，不能全部排出而在体内潴留，水盐代谢和酸碱平衡也发生紊乱，造成自体中毒，出现尿毒症。

五、主动脉夹层

主动脉夹层是主动脉内膜撕裂后循环中的血液通过裂口进入主动脉壁内，导致血管壁分层，是高血压的严重并发症，本病起病凶险，死亡率极高。急性夹层如不及时诊治，48小时内死亡率可高达50%。疼痛是主动脉夹层的特征性症状，约96%的患者有突发、急起、剧烈而持续且不能耐受的疼痛，多呈撕裂样或刀割样。1/3患者发病后有苍白、大汗、皮肤湿冷、气促、脉速、脉弱或消失等表现。夹层瘤破入胸膜腔大量内出血时可导致休克。夹层血肿扩展可压迫邻近组织，波及主动脉大分支，从而出现不同的症状与体征，应注意鉴别。常规的实验室检查对主动脉夹层诊断帮助不大，怀疑夹层者可尽早行主动脉造影术、计算机体层摄影、磁共振、血管内超声等明确诊断。

六、糖尿病

高血压在糖尿病人群中患病率为40%～60%，前面也提到过"三高"相互之间有密切的联系。高血压死亡者10%患有糖尿病，而糖尿病患者中44%的死亡与高血压有关，35%～75%有并发症的糖尿病患者与高血压有关。高血压并发糖尿病机制未完全清楚，学者推测与血管收缩导致胰岛素抵抗，血管内皮细胞代谢异常有关。高血压合并糖尿病者均为高危或极高危，因此应立即开始治疗使血压降至130/85毫米汞柱以下。

02 ||| 高血压并发症的危害

　　高血压本身对我们的身体已经有不小的损伤了，如果还有各种高血压并发症，那更是危害无穷。上一节我们谈了高血压的并发症，这一节我们就深入聊一聊高血压并发症的危害，认识到危害性才会让大家能够积极预防、主动配合治疗。

可怕的高血压并发症

　　高血压患病率很高，目前全世界有至少有6亿高血压患者，而中国就有1.1亿高血压患者，也就是说大约每10个人里就有1个人患有高血压。高血压的致残率高，在我国，高血压病所导致脑中风的有600万人，我国脑卒中的发病率居世界第二位。在这些脑中风患者中，有75%的患者不同程度地丧失劳动能力，有40%的患者重度致残。

　　高血压的死亡率也很高，如果说高血压对人体的危害（例如它引起的头痛头晕、失眠等症状）还可以忍受，那么它对心、脑、肾以及血管等重要脏器的损害就是任何人也忍受不了的，因为这些损害最终都是致命的。高血压病对人体的损害是缓慢进行的。在早期没有明显的器官损害，当血压持续升高多年后，则引起全身血管以及心、脑、肾等器官的变化，可出现上节提到的多种严重并发症，这些并发症恶化后都可以引起死亡。我们还是按照上节的顺序，一起来谈高血压并发症的危害。

高血压危象的危害

　　因涉及器官的不同，高血压危象在不同的人身上有不同的临床表现，大多数患者都有血压突然升高的现象，舒张压高于17.3千帕（130毫米汞柱）。此外还有些别的危害，有些患者出现眼底视网膜病变，有出血、渗出或（和）视乳头水肿；有的患者表现在神经系统上，有头痛、嗜睡、抽搐、昏迷，可能还有脑膜刺激征、视野改变及局部病理性体征；有的患者心脏增大，可出现急性左心衰竭，造成患者出现呼吸困难，心脏检查可发现心脏扩大、颈静脉怒张、双肺底湿啰音、病理性第三心音或奔马律；有的患者肾脏出问题，有少尿、氮质血症、尿毒症等表现；有的患者胃肠道出现问题，有恶心、呕吐等症状。

高血压脑病的危害

高血压脑病是高血压病程中一种危及患者生命的严重情况，是内科常见的急症之一。它起病急、进展快，及时治疗其症状可完全消失，若治疗不及时或治疗不当则可导致不可逆的脑损害及其他严重并发症，甚至可导致死亡。

心力衰竭的危害

心力衰竭在临床上可分为急性心力衰竭和慢性心力衰竭，高血压往往会造成慢性心力衰竭，并且很有可能引发急性心力衰竭。慢性心力衰竭会让患者呼吸困难、水肿、乏力；一旦发生急性心力衰竭常危及生命，必须紧急抢救。

慢性肾功能不全的危害

慢性肾功能不全又被称为慢性肾衰竭，可以造成慢性进行性肾实质损害，致使肾脏明显萎缩，不能维持基本功能。但肾脏是人体非常重要的器官，肾功能不全就会出现代谢产物潴留，水、电解质、酸碱平衡失调，导致全身各系统的运行都受到影响。

主动脉夹层的危害

主动脉夹层的最大危害是死亡，主动脉是身体的主干血管，承受直接来自心脏跳动的压力，血流量巨大，出现内膜层撕裂，如果不进行恰当和及时的治疗，破裂的机会非常大，死亡率也非常高。以往的文献报告，1周内的死亡率高达50%，一个月内的死亡率60%～70%。除此之外，即使患者得以存活，因假腔的扩大和压力的增加，真腔血管的血流量降低，导致主动脉供血区域的脏器缺血。

糖尿病的危害

糖尿病患者体内长期高血糖，导致各种组织，特别是眼、肾、心脏、血管以及神经的慢性损害和功能障碍。但那是比较严重的时候了，早期的糖尿病症状表现为多饮、多尿、多食和消瘦，也就是高血糖时出现典型的"三多一少"症状，多见于1型糖尿病，发生酮症或酮症酸中毒时"三多一少"症状更为明显。糖尿病还会让人疲乏无力、肥胖，这多见于2型糖尿病。2型糖尿病发病前常有肥胖，若得不到及时诊断，体重会逐渐下降。

如果读者认真看了以上高血压并发症的危害，就很容易发现一个事实：这些并发症之间有千丝万缕的联系，也会相互引发，当这些并发症相互影响的时候，其危害性就会成指数倍增长。不少高血压并发症的危害足以致人死亡，有些还是急性的，需要紧急抢救才行，如果多种并发症出现在一个患者身上，那危害之巨大，大家可以想象吗？

03 ||| 怎么预防高血压并发症

> 　　既然高血压并发症有如此巨大的危害，那么读者一定要注意防范这些可怕的"杀手"。可是到底怎么防范呢？高血压并发症这么多这么复杂，有没有什么好的预防措施呢？这一小节我们就来谈一谈这个问题。

预防并发症先控制好血压

　　我们大家都很清楚，既然叫"高血压并发症"，所以预防起来首先要做好前面提到过的所有控制高血压的措施。如果连高血压本身都控制不好，那么它的并发症实际上也很难预防。控制血压、预防高血压前面已经谈过不少，这里可以根据我国居民的特点，稍微补充一下。根据相关的文献报道，我国高血压发病的重要因素主要为高钠低钾的膳食，我国大部分地区的人均盐摄入量每天大于12克。同时高脂肪的饮食习惯也容易引起高血压，腹部脂肪聚集越多，血压水平就相对越高。还有一个有趣的研究，向我们揭示了腰围大小与高血压之间的关系，不妨把相关结果告诉大家：男性腰围≥90厘米或女性腰围≥85厘米时，他们发生高血压的风险为腰围正常人的4倍以上，大家可以量一量自己和家人的腰围，看看有没有在这个范围内。另外，还有饮酒以及生活中的精神紧张因素都是引发高血压的主要危险因素，这里就不再重复了。

　　高血压及其并发症不但要在服药治疗、控制血压方面加强，还要对存在高危险因素的人群加强生活方面的干预，从而尽早将可能存在的危险因素排除，主要方法有以下几点：改变可能存在的不良生活习惯和不良行为，多进行适当的户外运动锻炼，如跑步、体操、有氧舞蹈以及娱乐性球类等；应保证睡眠充足，并且有着良好的睡眠质量，从而使大脑皮层得到有效的休息；在生活中要稳定心态，控制脾气，不可以常常发脾气或过于急躁，导致血压升高；在生活中要控制饮食，减少高盐的摄入，减少脂肪的摄入量，使身体保持合理的指标；同时还要做到戒烟限酒，将这些引发高血压的危险因素消除。只有在预防、控制高血压的基础上才能更好将高血压并发症的发病率降至最低。

根据并发症特点进行预防

因为高血压的并发症可以说是各种各样，所以很难说有什么措施可以预防所有的并发症。我们能够做的就是在控制好高血压的基础上，根据高血压并发症的不同特点采取相应预防措施。这就要求每个高血压患者都熟悉掌握高血压各种并发症的特点，从而才有可能做到更好的预防。

事实上，大多数高血压并发症的预防还是以控制血压为主，例如高血压引发的心脑血管疾病，这怎么预防呢？把血压控制住了，自然就是预防了这些可怕的疾病。我们在这里不妨单独谈一谈糖尿病的预防。

高血压合并糖尿病的预防，首先是精神上不要太过紧张，时刻保持好心情，遇事不要着急，不要生气，生活要有规律，保持生物钟正常，这些也是控制血压的要求，就不展开讲了。诱发糖尿病的外因有热量摄取太多、活动量下降、肥胖、吸烟以及心理压力过大等，反过来，避免以上因素就可预防糖尿病。其次，在饮食方面，应该做到粮食、肉蛋奶、蔬菜、水果的合理搭配，注意摄入量与消耗量平衡。常测体重，如果体重增加了，热量肯定摄入过量，这时就应检讨你的食谱并增加运动。

高血压合并糖尿病的预防上，防止和纠正肥胖，避免高脂肪饮食是主要的措施。但是也不要采用节食疗法，饮食上要保证合理体重及满足工作、生活的需要。食物成分合理，碳水化合物以非精制、富含可溶性维生素为好，占食物总热量的50%～65%，脂肪占食物总热量的15%～20%（多不饱和脂肪酸与饱和脂肪酸比例大于1.5），蛋白质占食物总热量的10%～15%。多吃蔬菜。

另外，还需要增加体力活动，参加体育锻炼；避免或少用对糖代谢不利的药物；积极发现和治疗高血脂和冠心病等相关疾病；戒除烟酒等不良习惯。对中老年人来说，定期进行健康查体十分有必要，除常规空腹血糖外，应重视餐后2小时血糖测定。

防治高血压并发症，最主要的措施还是控制血压，只要抓住了这个"主要矛盾"，我们的健康大业就能够抓住关键，顺利进行了。

04 ||| 高血压并发症的急救措施

如果高血压并发症一不小心没有控制住，那么我们就必须采取紧急措施，如果没有家人先行急救，那恐怕送到医院的时候也有些无力回天。所以不管是高血压患者本人，还是患者的家属，都很有必要了解、学习一下高血压并发症的急救措施。

高血压并发症需要急救的主要还是心脑血管方面的并发症，例如肾病在家庭中很难采取有效的急救措施，而糖尿病则不会出现太过紧急的情况，因人的血糖很难突然飙升。所以，我们关于高血压并发症的急救措施以心脑血管事件为主。

高血压危象

出现高血压危象，就会有血压骤然升高而出现剧烈头痛，伴有恶心、呕吐、胸闷、视力障碍、意识模糊等神经症状。此时的急救措施包括：立即让患者卧床休息，并立即采取降压措施，可以选用复方降压片等，还可加服利尿剂，尽快将血压降到正常水平。高血压危象往往有某种诱因，如果家属清楚这种诱因是什么，应该及时解除。对意识模糊的患者要给予吸氧，症状仍未缓解时，需及时护送患者到附近医院急诊治疗。

心绞痛

高血压患者假如有明显的冠状动脉粥样硬化，可能会发生心绞痛，发病多因情绪波动、劳累或过度饱餐，症状为胸前区阵发性疼痛、胸闷，可放射于颈部、左上肢，重者有面色苍白、出冷汗等症状。此时的急救措施包括：马上让患者安静休息，并在舌下含服硝酸甘油1片，同时给予氧吸入，症状可以逐步缓解，若还不能缓解，需立即备车迅速送医院急救，以防延误病情。

急性心肌梗死

这种并发症起病紧急并且非常危险，常发生剧烈的心绞痛、面色苍白、出冷汗、烦躁不安、乏力甚至昏厥，症状和后果比心绞痛严重得多，患者有一种不曾经历的濒临死亡的恐怖。此时的急救措施包括：家人必须让患者绝对卧床休息，即便是饮食和大小便都不要起床，避免加深心脏的负担，可先服安定、止痛、强心、止喘药等，同时呼叫救护车急救，切忌乘公共汽车或扶患者步行去医院，以防心肌梗死的范围扩大，甚至发生心搏骤停，危及生命。急性心肌梗死常常会发生心搏骤停的险情，家人应掌握家庭常用的心跳复苏救治方法来赢得时间，以等待医生赶来救治。

高血压脑病

高血压脑病是因全身小动脉，尤其是脑内小动脉持续痉挛，导致急性脑循环障碍，引起脑水肿及颅内压增高的表现。其症状为血压剧增，尤以舒张压增高为著，可超过16.0千帕（120毫米汞柱），并伴有头痛、呕吐、视力模糊、烦躁不安、抽搐、失语、肢体感觉及运动障碍、神志障碍等。此时的家庭急救措施包括：迅速降低过高的血压，积极防治并发症；去除诱因，立即休息，保持安静，避免刺激；可抬高患者的床头30°，以达到体位性降压的目的；保持呼吸道通畅，把头部偏向一侧，以免呕吐物吸入呼吸道而引起窒息；必要时可以让患者吸氧。

高血压脑病发作了，如果家中备有一些常用药物，可以及时给患者服下。例如：硝苯地平（心痛定）10～20毫克舌下含服，5分钟内开始降压，30分钟后血压平均可下降5.3/3.3千帕（40/25毫米汞柱），可维持3小时以上。本药可扩张周围的血管和冠状动脉，从而使血压下降。本药适用于各种病因引起的高血压急症，且降压作用迅速。也可以服用硝酸甘油，取0.6～1.2毫克舌下含服，3分钟起效，维持时间短，但可以重复使用。本药可扩张周围血管及冠状动脉，尤其适用于伴有心绞痛或胸闷的患者。也可以口服安定2.5～5毫克，适用于烦躁不安的患者。

急救也要"达标"

以上急救措施要达到这样的效果才行：患者症状已基本缓解，血压稳定在安全范围内，严重并发症得到有效控制。如果没有达到这样的急救效果，那么就说明到了必须送医救治的时候，一定要尽快向急救中心呼救。在送往医院的途中要注意：必要时给患者吸氧，保持静脉通道的畅通，途中要严密监护患者的神志、呼吸、脉搏、心率、血压及并发症等病情变化。当然，这些医护人员都比较专业，家属陪同就好。

掌握了家庭急救的各种措施，遇上患者出现紧急情况的时候，才不至于惊慌失措，这时候家人首先要做的就是保持冷静，然后有序地急救，家人在这个时候就是患者生命的保障。

05 ||| 高血压并发症用药须知

> 　　高血压患者平时必备的药物就是适合自己的降压药，但如果还合并了其他的并发症，那么仅有降压药就不够了，还需要一些其他的药物来对付这些棘手的并发症。高血压并发症应该如何用药呢？这一节我们就来聊聊这个话题。

　　在一项一项地阐述高血压并发症用药之前，还是要强调一点：高血压并发症用药首要的就是有效选择和合理使用抗高血压药物，管理好患者的血压是治疗高血压并发症的重要环节。当高血压伴冠心病、心力衰竭、心房颤动、卒中及慢性肾脏疾病等并发症时，病理机制比较复杂，用药更不能太过随意，必须合理使用降压药物，将血压控制在合理范围内，提高高血压患者血压达标率，同时达到预防与高血压相关的心脑血管疾病和（或）肾脏并发症的发生及进展，延缓靶器官损害，减少心血管事件的发生。这件事必须在医生的指导下，根据每位患者的具体情况专门定制，限于篇幅，本书不可能列举所有的情况一一描述。

　　下面就是我为大家整理的高血压常见并发症用药实用指南，患者可以在这些情况之中找到自己属于哪一种，根据指南用药即可。

高血压并发心绞痛

　　高血压并发稳定性心绞痛患者可选用受体阻断剂、钙拮抗剂或血管紧张素转换酶抑制剂。如果更严重一些，高血压合并心肌梗死，那么就选用 β 受体阻断剂、血管紧张素转换酶抑制剂，或血管紧张素 II 受体拮抗剂。

高血压并发心律失常

如果是缓慢心律失常，宜选用不影响窦房结、房室结功能，增加心率的药物，如硝苯地平等。高血压患者一定要慎用减慢心律的药物，如异搏定、地尔硫、β受体阻断剂、甲基多巴、可乐定等。如果是快速心律失常，可以选用异搏定、β受体阻断剂等，但禁止异搏定或地尔硫与β受体阻滞药合用。

高血压并发糖尿病用药

高血压和糖尿病之间的"亲密关系"我们已经谈得很多了，这两个"可怕的家伙"之间的"亲密关系"让我们畏惧。高血压病并发糖尿病的患者必须将血压控制在130/85毫米汞柱以下才行，比单纯的高血压患者更严格一些。高血压并发糖尿病应该这样用药：患者应该选用对血糖的代谢没有不良影响的抗高血压药物，如血管紧张素转换酶抑制剂、血管紧张素Ⅱ受体拮抗剂或α受体阻断剂、钙通道阻断剂。他们不宜使用的药物为受体阻滞药，例如心得安、美多心安、氨酰心安等可以引起血糖升高、血脂紊乱，因此，糖尿病患者不宜选用这类药物。但对于合并糖尿病的心肌梗死患者，仍应选用受体阻断剂。另外，用噻嗪类利尿降压药长期治疗这些患者也不可取，如双氢克尿噻易引起低血钾，并影响胰岛素释放和敏感性，使血糖增高。利尿剂还有增高血脂和血尿酸的不良反应，所以应避免使用。

高血压并发高脂血症用药

高血压病并发高脂血症时，选择降压药的原则是既有较好的降压效果，也不影响脂质代谢。高血压常见高血脂可以选择这样几种用药方案。①α₁受体阻滞药：在血管扩张剂中，α₁受体阻滞药哌唑嗪有降低胆固醇、甘油三酯，升高血中高密度脂蛋白的良好作用，是治疗高血压病并发高脂血症的理想药物。缺点是有少数患者出现"首剂效应"，即首次用药时出现体位性低血压、晕厥、心慌等。治疗时从小剂量开始，递增剂量，则可避免此类不良反应发生。②钙拮抗药：此类药物对血脂无不良影响，适用于高血压并发高脂血症的患者的治疗。③血管紧张素转换酶抑制剂：如卡托普利、依那普利等，长期使用对血脂等无不良影响，而且降压效果明显，有显著的保护心脏作用。但是有些药物如β受体阻断剂，对血脂代谢有不良作用，因此不宜使用。

06 ||| 高血压并发症患者怎么合理安排饮食

对于高血压患者来说，有没有合并各种令人讨厌而又畏惧的并发症区别很大。虽然我们谈过高血压患者的饮食问题，但是并发症患者还有一些其他饮食上的注意事项。这一节我们就来谈这个话题。

高血压并发症的一般饮食原则

食疗是中国人都比较相信的一种养生方法，而且它确实能够起到客观的作用，也逐渐被科学研究证实很多食疗的经验是符合科学原理的。高血压病会引起多种并发症，平时的生活中应注意饮食，通过饮食上的合理安排可以减少并发症的发生风险，缓解病痛。

一般来说，为了避免各种并发症的发生，高血压病患者要严格控制富含胆固醇的动物脂肪和其他食物，例如蛋黄、动物内脏、虾、蟹黄、墨鱼等，切忌食盐、饮酒过量。糖尿病患者要少吃油煎、炸等含油脂高的食物，每天的食盐摄入量不宜超过6克，尽量少吃胆固醇含量高的食物，烹调时尽可能使用植物性油脂，膳食中选用含纤维高的食物，少吃精制糖类食物，如炼乳、蜜饯。高血压患者禁食辛辣食物，辛辣食物可使大便干燥难排，易导致大便秘结，患者排便时会使腹压升高，血压骤升，诱发脑出血。

患者可以食用一些牛奶、瘦肉、鱼等食物以增加维生素和优质蛋白的摄入，适当的蛋白质可以增加尿中钠类的排出量，改善血管的通透性和弹性，间接地降低患者的血压，如果患者经检查肾功能正常的话可以多吃些富含钾的食物。绿色蔬菜和新鲜水果对高血压患者也有好处，可以适量食用。

当然了，吃喝拉撒睡是相互关联的，要想在吃上做得好，其他几个方面也要做好才行。因此高血压患者的治疗应注意劳逸结合，保持足够的睡眠，参加力所能及的工作，进行适量的体力劳动和体育锻炼，最重要的是合理饮食，便可降低各种并发症发生风险。

高血压并发高尿酸血症的饮食治疗

①限制嘌呤饮食：如果高血压患者并发高尿酸血症，就要禁止食用嘌呤含量高的食物，例如动物内脏、鱼虾类、蛤蜊螃蟹等海鲜类、肉类、豌豆等；②控制体重，因为肥胖的人容易患痛风，因此一定要注意减肥才行；③多吃蔬菜和水果，这一点就不展开来说了；④多喝水，每天的饮水量要在2 000毫升以上，这样可以增加尿酸的排出；⑤限制饮酒，尤其是啤酒，啤酒会诱发；⑥注意冷暖，不要着凉、过劳、紧张，穿鞋要舒适宽松。

高血压并发糖尿病的饮食治疗

①饮食清淡，定时定量，少食多餐（可以将一日三餐分为一日六餐）；②控制主食，一般中等体型、轻体力劳动者，主食可以250～300克/天，肥胖者则要控制更严格一点，200～250克/天，粉丝、土豆、芋头、山药不能多吃，因为这些食物相当于部分主食；③选择富含膳食纤维和维生素的食物，如绿叶蔬菜、番茄、麦片、南瓜；④不要食用蜂蜜、红糖、白糖及甜食，如果喜欢甜食可以用木糖醇代替，也可以用氨基酸糖和甜叶菊等代替蔗糖；⑤吃水果最好在两餐之间，而且要避免糖分高的水果，例如香蕉、西瓜、荔枝；⑥吃肉要选用瘦肉，少吃肥腻和动物脂肪比较高的食物，可以比较放心吃的是蛋、奶、鱼和豆制品；⑦不宜饮酒，也不要喝含糖饮料。

高血压并发肾功能减退的饮食治疗

①调整每天的蛋白质摄入量，但人体不能没有蛋白质摄入，所以可以摄取优质低蛋白，优质蛋白往往在这些食物之中：奶类、蛋类、鱼类、瘦肉；②多吃新鲜的水果和蔬菜；③提醒那些水肿和少尿的患者，要控制饮水量，有一个公式大家可以自己算一算：饮水量=尿量+500毫升；④尽可能少吃豆类及豆制品，因为植物蛋白颗粒比较粗，不算是优质蛋白；⑤提醒血钾高的朋友们不宜吃香蕉、土豆、香菇、紫菜、菠菜等含钾高的食物，蔬菜、肉类食物可以经过浸泡，去除汤

汁以后食用；⑥不要吃花生、瓜子或其他的坚果类食物；⑦坚决不能食用腌制品和油煎油炸食品；⑧在一定程度上控制主食的摄入量，可以用淀粉类食品替代；⑨饮食清淡，少食多餐，不吃荤油。

高血压并发心力衰竭的饮食治疗

①避免吃得太饱，也不要吃得过冷或过热，尽量少食多餐；②选择易消化吸收的食物和富含维生素的食物，例如豆腐、鸡蛋、淡水鱼、香蕉；③选用含钾丰富的食物，尤其是对于那些服用排钾利尿药物的患者，可以吃干蘑菇、紫菜、香菇、红枣、菠菜、香蕉、谷类；④限制钠盐的摄入，如果是水肿严重的患者，每天的烹调用盐2克以内，这是什么概念呢？小号牙膏盖平装是1克，要避免含钠丰富的食物：火腿、肉松、咸菜、腐乳、咸蛋、皮蛋、空心菜、某些咸味海产品。

最后提醒大家的是，在前面的章节里面提到的饮食方面的注意事项都是需要注意遵守的。可能有些细心的读者会发现："你前面说的有些内容和这一节讲的有不一样甚至相互矛盾的地方！"是这样的，因为合并了某些特别的并发症以后，我们的身体状况相应地发生了变化，所以如果有矛盾的地方，而你又正好属于合并了这种并发症的情况，那就要以这一节所讲的内容为准。希望大家都能够合理安排饮食，吃出健康来！

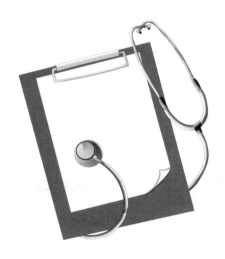

知己知彼，百战不殆，希望大家通过本书能更加了解高
血压，不再恐慌，不再盲从。